薬剤・材料一覧

診療の流れと準備器材等

診療補助業務の技術

口腔の基礎知識

基本的なマナー

対例付きの電話応対

新人歯科衛生士・歯科助手
ポケットマニュアル
第2版

江澤庸博

現場に出てすぐ必要な知識を
ポケットサイズの本に
コンパクトに
まとめました

医歯薬出版株式会社

This book is originally published in Japanese
under the title of :

SHINJIN SHIKAEISEISHI SHIKA JOSYU
POKETTO MANYUARU

(Pocket size Manual for New Dental Hygienists and Dental Assistant)

Ezawa, Tsunehiro
  Kichijoji Minami Dental Clinic

© 2012   1st ed.
   2019   2nd ed.

ISHIYAKU PUBLISHERS, INC.
  7-10, Honkomagome 1 chome, Bunkyo-ku,
  Tokyo 113-8612, Japan

第2版の**まえがき**

　東日本大震災の翌年にポケットマニュアルが発売され，はや7年が経過しました．おかげさまで13刷まで改変を重ねて5万部近くとなり，今年5月にはB5サイズの院内版も出版することができました．この第2版ではオールカラー化を行いより見やすくすることと，タイトルの一部を変えて出版することになりました．医歯薬出版が長年使用してこなかった「歯科助手」という用語をあえて入れたのは，この職種を選んだ方たちにもこの本を利用して頂くことにより，早く日常の臨床に役立てて欲しいと考えたからです．

　日本の歯科医療は歯科医師，歯科衛生士，歯科技工士と，受付を含む歯科助手などの方たちによって支えられています．このなかでも歯科助手は歯科医院の中で驚くほど多様な仕事に従事しています．この隙間を埋める仕事内容は医院のレベルに直結しています．それゆえ新人歯科助手は早く医院の要求するレベルになってもらう必要があるのです．

　歯科医院は，そのほとんどが小規模な職場ですので，大企業のように新人教育に時間がかけられず，現場で患者さんの前で教育を行うのが通例となっています．しかしこれは本来患者さんに対してはとても失礼なことなのです．また，各医院の個性にあったマニュアルがあれば理想的なのですが，それを作り出すのもなかなか難しい問題です．そこで本書を利用して早く確実な学習と教育を行っていただければと思います．各医院の状況に合わせて改変できるようにメモ用の余白を意識的に多くしてあります．要らないところは削除し，追加する必要があれば追加して，自院または自分に合ったマニュアルにしてください．

　この本が少しでも日本における歯科医療の質の向上にお役に立てれば幸いです．

　2019年9月　医歯薬出版第4会議室にて　　　　　　　　　　　江澤庸博

第1版の まえがき

　新人の教育は，短期間で確実な教育プログラムが理想的です．しかし，歯科医療の現場では大企業の研修期間のような時間は取れず，臨床を行いながら覚えていくというのが実情です．このように時間の無い中，日常臨床に則した新人教育のベースとなるテキストもないのが日本の現代歯科事情です．

　本書のタイトルは「新人歯科衛生士・デンタルスタッフポケットマニュアル」となっていますが，歯科医師を含むすべての新人歯科医療従事者のために企画されました．新人を教育するには各医院独自のマニュアルが理想的なのですが，そのようなものを各医院で作るのには大変な労力が必要です．そこでベースとなるべきマニュアルがあれば，これに自院のやり方を加えたり，必要ない部分は削除したりすることにより，各医院独自のマニュアルをいち早く作製することができるだろうと考えるようになりました．このアイデアは5，6年前には本の企画としてもっていました．そして，3年前から少しずつ原稿の執筆を積み重ね，昨年の7月に行われるはずだった仙台における日本臨床歯周病学会の年次大会前に上梓すべく準備してきましたが，この大会は中止となり筆者が東日本大震災後の身元確認対応のために，さらに1年後の出版となりました．

　このマニュアルは，チェアサイドで使えるようにポケットサイズになっており，書き込みができるようなスペースも多く取ってあります．それぞれの医院用に改良して使用していただきたいと思います．

　本書が各医院のマニュアルの基礎となり，日本の歯科医療に少しでも役立つことができれば望外の幸せです．

　2012年7月　医歯薬出版第1会議室にて

江澤庸博

目　次

もくじ — 新人 歯科衛生士・歯科助手 ポケットマニュアル

まえがき ……………………………………………………………………………… iii

CHAPTER 1 はじめに─歯科医療に携わる者としての心構え

① 自院の基本理念を知る ………………………………………………………… 2

② 社会人としての基本的マナー ………………………………………………… 4
あいさつのポイント── 4
放送禁止用語（差別用語）── 7
身だしなみ・行動のマナー── 8

③ ユニット周辺のテリトリー …………………………………………………… 10
基本のテリトリー── 10（動物としてのテリトリーを理解して動く）
見学の心得── 10（「診療の妨げにならない」が見学の基本）
見学者の基本的立ち位置── 11

CHAPTER 2 患者さんへの心づかい─対応のポイント

① 子どもの患者さんへの対応 …………………………………………………… 14
名前のよび方── 14
声かけ── 14
母子分離── 14
抑制── 15
治療中の注意── 15
泣いている子，泣きそうな子への接し方── 15
10 カウント法── 15

② 高齢者・障害者の患者さんへの対応 ……… 16
ユニットへの誘導時── 16
声かけ── 16
車椅子からユニットへの移乗手順── 17
介助の心得── 17

CHAPTER 3 受付業務における応対と流れ

① 電話での応対 …………………………………………………………………… 18
電話応対の基本── 18（はじめに医院名と名前を名のるのが礼儀です／クッション言葉を使いましょう／必ずメモをとりましょう）
電話でのアポイント受付の基本的な流れ── 20
先生個人に電話がかかってきたら── 22（まず先方の氏名・用件を確認します／診療中の先生への伝え方）

② 来院患者に対する受付業務 …………………………………………………… 24
来院した患者さんへの対応── 24（初診の患者さんへの対応／再診の患者さんへの対応／急患の対応）

v

③ 初診の問診時に患者さんに確認すべき事項 ·············· 28
基礎知識──28（歯の痛みと症状・治療内容と準備物／腫れがある場合）
確認の基本パターン──29
高血圧の患者さんの場合──30
初診時の対応──31

④ 患者さんの入室からユニットへの誘導 ·················· 32
入室時──32
再診時の対応──33
ヘッドレストとライトの位置の調整──34（ライトの位置／ライトの操作法／
ヘッドレスト（按頭台）の位置）
治療終了後──35
車椅子の患者さんの場合──36（入室時／治療終了後）

CHAPTER **4 歯・口腔の基礎知識**

① アシスタント業務に必要な解剖学 ············· 38
歯と口腔の名称──38
歯式・記号──42
立体解剖図──43
X線写真の特徴と見方──44（パノラマX線（パントモ）写真／デンタルX線写
真と解剖図の対比／デンタル10枚法／デンタル14枚法）

② 歯科で使用される用語の略称 ·····················50

CHAPTER **5 診療前・後に行う準備と管理の知識**

① 診療室の管理 ······························· 54
朝の仕事（例）──54（一番早く出勤したスタッフがしておく仕事）
昼の仕事（例）──55
診療後の仕事（例）──56

② ユニット各部の名称 ·························· 58

③ トレー上にそろえる基本セット ···················· 60
トレー上にそろえる基本セット例──60

④ 消毒と滅菌 ····························· 62
消毒と滅菌の定義──62（除菌／消毒（殺菌）／滅菌）
消毒と滅菌の原則──62
消毒法の分類──63（物理的消毒法,化学的消毒法と滅菌／化学的消毒法の分類）
滅菌法の分類──65（滅菌法の種類／★診療後の後片付け─洗浄，滅菌の流れ）

⑤ 滅菌袋・滅菌手袋・ガウンの取扱い ·················· 68
滅菌袋の取扱い──68（★滅菌袋からの器具の取出し方／滅菌済みか滅菌前か
の確認）
滅菌手袋の取扱い──69（★装着の手順／★使用後の手袋のはずし方）
外科用ガウンの取扱い──72（★装着の手順／★使用後の手袋のはずし方とガ
ウンの脱ぎ方）

目　次

CHAPTER 6 アシスタント業務に必要な基本技術と知識

① バキューム操作 ································ 76
使用目的── 76
操作方法（立位で行う場合）── 76（良い例／悪い例）

② スリーウェイシリンジの操作 ················· 78
使用目的── 78
操作方法── 78

③ 器具の手渡し ······························ 80
器具の手渡しの注意点── 80（良い例／悪い例／Dr. 側からの受け渡し）

④ X線写真撮影 ······························ 82
デンタルX線写真撮影時の介助── 82（★手順／フィルムの位置づけ／その他）
パノラマX線写真撮影の介助── 86（★手順）
自動現像機の操作と管理── 88

⑤ 麻酔時の補助 ······························ 90
麻酔法の種類── 90（方法による分類）
表面麻酔法（OA）── 90
注射麻酔── 91（浸潤麻酔法〈浸麻〉／伝達麻酔法〈伝麻〉／局所麻酔薬の種類）
注射器の取扱い── 93（カートリッジ注射器／★セットの手順／★後始末／
電動注射器／★セットの手順）

⑥ タービン／コントラハンドピースとバーの種類 ····· 98
（★回転切削器具の分類とバーの対応）

CHAPTER 7 歯科治療に関する知識─処置と使用器材

① 歯周治療（ペリオ）························· 106
歯周病の原因── 106
歯周病の分類── 106
歯肉の病的所見── 107
歯槽骨吸収の分類── 107
歯周病の進行── 108（★歯周治療〈歯科治療〉の流れ）
歯周病検査── 112（歯周ポケット測定〈プロービング〉
／プロービング時の出血〈BOP〉／歯の動揺度／根
分岐部病変の検査と分類／プラークの付着状況／
チャートの記入例と治療計画）
プラークコントロール─口腔清掃指導, スケーリング・ルートプレーニング── 116
（プラークコントロール／口腔清掃指導等／スケーリング〈Sc〉・ルートプレー
ニング〈Rp〉）
歯周外科処置── 126（症例と適用処置／歯周外科治療時に準備する器材／フ
ラップ手術〈歯肉剥離掻爬手術　FOp〉／歯周ポケット掻爬〈PCur〉／★歯周ポ
ケット掻爬の手術の流れ／縫合糸の種類／縫合法の分類／★縫合の手順（単純
縫合：O型の例）／コーパック®〈ペリオドンタルパック〉／★コーパック®の練

vii

和手順／歯周外科手術後の注意事項）

② セメントの練和 ･････････････････････ 134
グラスアイオノマー系レジンセメント（粉・液タイプ）の練和── 134（★手順）
ペースト・ペーストタイプのセメントの練和── 136（★手順）
オートミックスタイプの取扱い（例：レジセム®）── 137（★手順）

③ カリエス処置 ･･･････････････････････････ 138
Caries（カリエス，むし歯，齲蝕，C）の進行── 138（CO／C_1／C_2／C_3／C_4）
齲蝕の検査法── 140（検査と使用器具）
予防充塡（シーラント）── 140（★シーラントの手順／★カリエス処置の流れ／★コンポジットレジン（CR）充塡の手順）

④ 歯内処置（エンド） ･･･････････････ 148
症状の進行と処置法── 148（★歯内処置の流れ）
歯内処置の使用器材── 150（★抜髄から根管充塡までの手順）
綿栓の作り方── 160（★手順）

⑤ 抜 歯 ･････････････････････････････････ 162
普通抜歯── 162（普通抜歯で準備する器具／★抜歯の手順／抜歯後説明用ツール）
難抜歯── 170（難抜歯とは／難抜歯で使用する器具）

⑥ 歯冠修復 ･･･････････････････････････････ 174
（★歯冠修復の流れ／形成〈プレパレーション〉と印象の流れ）

⑦ 義 歯 ･････････････････････････････････ 178
補綴物の種類── 178
義歯各部の名称── 179
義歯作製と調整── 180（★手順）
義歯修理── 184（★手順）
リベース── 186（★手順）
補綴（クラウンブリッジ・義歯・総義歯）治療に使用する器材── 188
アルギン酸印象材の練和と印象採得── 194（★練和の流れ／印象採得と嘔吐反射に対する処置／★印象採得の流れ）
シリコン印象材の種類と練和・印象── 200（種類／★シリコン印象材の練和〜印象の流れ）
オートミックスタイプの取扱い（咬合採得・印象材共通）── 203（★手順）
石こうの取扱い── 206（石こうの種類と用途／★模型作製の流れ）
歯科技工所への発注── 210

CHAPTER 8 緊急時の対応

① 偶発事故など ･･････････････････････････ 212
器物落下時の対応── 212（診療中物を落としたり，大きな音をたててしまったとき）
患者さんの容体が急変したとき── 213

② 災害時／故障等の対策 ･････････････ 214

viii

目　次

災害時（火災，地震…）—— 214
停電など—— 214
故障の対応—— 215

CHAPTER 9　歯科診療で使用するおもな薬剤・材料

①薬剤 ・・ 216
（根管治療薬，覆髄剤／仮封材／齲蝕予防薬／齲蝕進行抑制薬／齲蝕検知薬／
知覚過敏治療薬／口腔粘膜治療薬（口内炎）／抜歯窩に使用する薬など／
PMTC用器材／歯周炎治療薬／局所止血薬／含嗽薬（うがい薬）／消毒薬／
染め出し剤（歯垢染色剤）／義歯裏装材／義歯安定剤／義歯洗浄剤／即時重合
レジン（即重）／歯周包塡剤／歯面研磨剤／歯磨剤など／ワックス／補綴物適
合チェック材料／咬合紙など／その他）

②セメント・仮着材・仮封材 ・・・・・・・・・・・・・・・・・・・・・・・・・・・・・・・ 236
（セメントと仮着材・仮封材の種類）

●付：髪の毛の色カラーチャート—— 240

索引 ・・・ 242

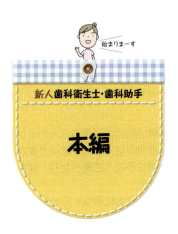

CHAPTER 1 はじめに——歯科医療に携わる者としての心構え

① 自院の基本理念を知る

医療人としての目的をしっかり理解することによって,プロとしての行動が決まってきます

―医療の目的―
- 患者さんの幸せを第一に考える
- 常に,自分が患者さんの立場になったらどうしてほしいかを考えて行動する

医療の目的は「患者さんの幸せを現実化すること」です.「幸せ」という言葉は少しあいまいですが,歯科医療では具体的には痛む歯を治療することであったり,腫れを抑えるために薬を処方することなどです.

われわれの仕事は,形のあるものを売る仕事ではありません.医療というものは,形のない「痛みの除去」や「機能的満足感」などを提供するサービス業です.ですから,基本的に,自分が患者さんの立場になったら,どうされたいか,されたくないかを考えて行動すれば,大きな間違いは起こらないでしょう.

同じ上顎の義歯でも保険診療(保険)の義歯よりも自由診療(自費)の金属床義歯のほうが,床の厚さも薄く,口の中が快適になるのですが,このような治療を無理強いすることはできません.自由診療ができない場合は,保険の範囲で義歯をつくることが患者さんの幸せにつながるのではないでしょうか.

つまり,それぞれの患者さんに合ったオーダーメードな治療を提供することが重要なのです.

CHAPTER 1　はじめに

**わたしの
歯科医院
の理念**

1

自院の基本理念を知る

2 社会人としての基本的マナー

明るいあいさつや，正しい言葉づかい，適切な身だしなみは，
社会人としての基本的なマナーです！

あいさつのポイント

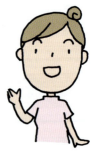

10～11時頃まで
「おはようございます」

10～11時以降
から夕方まで
「こんにちは」

暗くなってから
「こんばんは」

＊季節により時間帯は変わります．

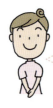

患者さんへのあいさつは心をこめて言いましょう！
診療が終わって患者さんが帰るときには（心をこめて）
「お大事に！」と言いましょう
「お大事にど〜ぞ〜♪」など語尾をのばしたり，
上げたりするのは NG！

CHAPTER 1　はじめに

院内での会話・言葉づかい・行動の注意点

☞ いつでもまずは「はい！」

・指示内容がわからなくても患者さんの前では聞き返さないこと！
・わからないことは，患者さんから離れて他のスタッフに聞くようにします．
・または，「はい」と返事をしたうえで，わからないということを言葉以外の表現（ボディランゲージなど）で術者に伝えましょう．

☞ すべての人に丁寧語で話す

・患者さんにだけでなく，誰に対しても丁寧語（尊敬語・謙譲語）を使いましょう．
※患者さんはスタッフ同士の会話もよく聞いているからです！

☞ 患者さんにとって不快，不安となる言動は慎みましょう！

・診療中にスタッフ同士，小声で話したり，診療に関係のない笑い声は不快感を与えます．
・治療中の伝達事項で不安感をあおる可能性のある用語は専門用語に置き換えて話しましょう．
（「出血」→「ブリーディング」などと言いかえる etc.……）.

具体例　　患者さんのそばで「電気メスを用意してください」と指示すると，患者さんが「それって痛くないですか？」「麻酔はするのですか？」など不安な気持ちになったり，たくさん質問をしてきます．
　そこで，「電気メス」の代わりに，ES（イーエス：エレクトロサージェリー），GP（ジーピー：歯肉整形術）などの略号を使用するなどすると，患者さんに不安を与えることなく，治療がスムーズに進みます．
　なお，麻酔をしてから行う外科処置であることの説明と，服用薬のチェックは事前にしっかり行いましょう．

☞ その場にあった音量で話しましょう

- 聴力に問題がない方に大きな声で話しかけるのは，場違いですし，失礼な態度です.

☞ 「お口」「先生」という言葉は何度も言わなくても通じます

- 口を開けて欲しいときは，「お口を開いてください」といわず，術者が口唇に軽く触れて「開いてください」と言えば患者さんには伝わります.
- 「先生お願いします」→「お願いします」

☞ 若者特有の語尾を極端にあげたり，下げたり，伸ばしたりする話し方は避けましょう

- 「お口を開いてもらえますか～～↑↑」
  → 「開いて<u>いただけ</u>ますか」

☞ 歯ぐき，銀歯，歯型，歯医者などの言葉は医療者間では使用しません

- 歯ぐき→歯肉，銀歯→冠，クラウン，歯型→模型，
  歯医者→歯科医，歯科医院，自歯→天然歯

●会話の原則

良い	悪い
相手と対面して話す アイコンタクトを行う	相手と対面して話さない アイコンタクトを全くしない そっぽを向いている
相手の話が終わってから話し始める 相手に敬意を払う	相手の話が終わる前に話し始める 相手の話に返事をせず，自分の話を始める
丁寧語を使う 猫なで声を出さない	語尾を伸ばす，上げる，下げる

●院内での行動パターンの原則

良い	悪い
落ち着いている 柔和な感じがする 相手に敬意を払う （人を敬う）	鼻で笑う 高笑いをする 場違いな大きな声で話す 鼻息が荒い 人を馬鹿にした態度（下に見る態度） 落ち着きがない キョロキョロする バタバタ音をさせて歩く 行動が荒々しい （大きな音をたてて引き出しやブラケットの扉を開け閉めするなど）

放送禁止用語（差別用語）

粗野な言葉づかいは，人間性そのものを疑われることにもなりかねません．
言葉づかいには十分に気をつけましょう．

不適切な言葉（差別用語）と言い換え

✕	〇
痴呆症	認知症
知恵遅れ，精神薄弱	知的障害
精神異常	精神疾患
精神分裂病，分裂病	統合失調症
片手落ち	十分でない，不十分
片親	母子家庭，父子家庭
人夫，土方	労働者，作業員
乞食，浮浪者	ホームレス
後進国	開発途上国，発展途上国
三つ口，兎唇	口唇裂，口蓋裂，口唇口蓋裂
どもり	発音障害，吃（きつ）音おん
めくら	目が不自由な人，視覚障害者
したべろ	舌（した，ぜつ）

放送禁止用語：法的定義などはなく，実際には放送局各社が社内規定として運用している用語であるが，診療室や一般生活をしている中で普段使用してはならないというイメージ通りの意味合いから，この用語を使用しています．

身だしなみ・行動のマナー

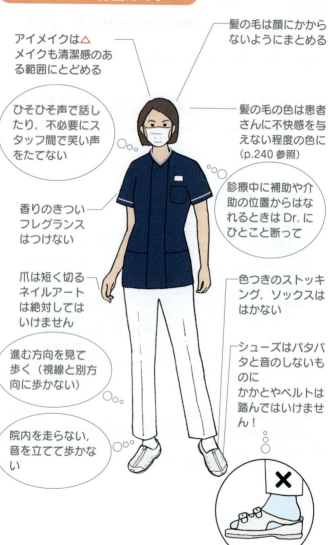

- アイメイクは△　メイクも清潔感のある範囲にとどめる
- 髪の毛は顔にかからないようにまとめる
- ひそひそ声で話したり，不必要にスタッフ間で笑い声をたてない
- 髪の毛の色は患者さんに不快感を与えない程度の色に（p.240参照）
- 香りのきついフレグランスはつけない
- 診療中に補助や介助の位置からはなれるときはDr.にひとこと断って
- 爪は短く切る　ネイルアートは絶対してはいけません
- 色つきのストッキング，ソックスははかない
- 進む方向を見て歩く（視線と別方向に歩かない）
- シューズはパタパタと音のしないものにかかとやベルトは踏んではいけません！
- 院内を走らない，音を立てて歩かない

髪形で注意すべき点

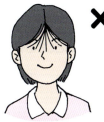

前髪はまゆ毛から下にたれないようにしましょう

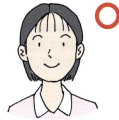

もし前髪が下がっていてもまゆ毛の上までの長さであれば清潔感が保たれます

髪の毛の色の基準は自院で話し合って決めましょう

　髪の毛の色は自院での基準があればそれに従います．とくになければ検討して患者さんが不快に思わない程度の色を決めておきましょう．

　航空会社などでは日本ヘアカラー協会色見本（p.240参照）で基準が決められています．

わたしの歯科医院では？

3 ユニット周辺のテリトリー

治療中の術者の周囲には入ってはいけないスペースがあります
診療介助や見学するときにはこのスペースと動物としてのテリトリーを
よく理解しておきましょう

基本のテリトリー

■動物としてのテリトリーを理解して動く

- 術者とアシスタントの後ろ 150°は基本的に侵入してはならない範囲です（右図参照），動物になわばり（テリトリー）があるように，人間にも基本的なテリトリーがあり，本人が目で確認できない領域（図の斜線部）に入ることができるのは，かなり信頼できる関係のものに限られます．基本的なテリトリーを侵すと，相手にストレスを与えることになるので，術中やむをえずこの領域を通過する場合などは，「後ろを通ります」などの声かけが必要です．

見学の心得

■「診療の妨げにならない」が見学の基本

- 新人が診療を見学する際は，立入禁止部分は避け，A，Bのいずれかの位置に立つようにします
- CとDの位置は写真を撮るなどDr.が許可した場合にのみ入ってよい場所です．通常の見学ではこの位置には入れません
- A，Bの位置にいるときは，患者さんがうがいをするときに対面しないように，CやDの方向に少しずれましょう．

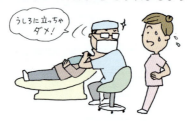

CHAPTER 1　はじめに

見学者の立ち位置

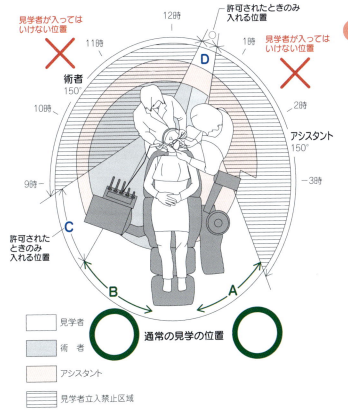

見学者が入ってはいけない位置
許可されたときのみ入れる位置
見学者が入ってはいけない位置
12時
11時
1時
D
術者 150°
10時
2時
アシスタント 150°
9時
3時
C
許可されたときのみ入れる位置
B
A
通常の見学の位置

□ 見学者
■ 術者
■ アシスタント
≡ 見学者立入禁止区域

3　ユニット周辺のテリトリー

術者,アシスタントの後ろ150°の範囲は「背後」となり,動物のテリトリーとして侵入してはならないエリアです

見学時の注意事項

👉 身だしなみ

- 派手なメイクなどは控え，患者さんに不快感を与えない身だしなみでのぞみましょう（p.8 「身だしなみ・行動のマナー」を参照）．

👉 マナー

- 特別によばれたときを除き，院内をあちこち勝手に歩き回ってはいけません．
- 治療は原則として，最初から最後までしっかり見ましょう．
- 患者さんがいる場所で，いろいろ質問してはいけません．
- ほかから呼ばれたら，そのとき見学していたチームの人に移動する旨の意思表示をしてから動くようにしましょう．

👉 見学の態度と行動

- Aのユニットについていて，Bのユニットのほうを見ているのでは，見学の意味がありません．集中して見学しましょう
- 先生や先輩歯科衛生士，歯科助手さんの動線をさえぎらないようにしましょう

👉 アシスタントについたときの基本

- 患者さんが気になる動作や音を介助者が立てるのはNGです
  例：介助についたポジションで手袋をパチパチ音をたてて直す
  　　バキュームで自分の手を吸いシュバシュバ音をたてる
  　　エアでシューシューと自分の顔を冷やす
- 診療中，無言で今のポジションを離れるのはNGです
  （どうしてもその場を離れなくてはならないときは，術者に
  声がけして許可を得てから移動しましょう）

CHAPTER 1　はじめに

👉 先生や先輩スタッフを不快にする態度は NG です

例：声かけもなく別な所に移動する（無断でいなくなる）
　　やたらと目立ちたがる，自分の存在をアピールする

👉 先生が集中して診療しているとき，体を動かしたり，片付けをしたりしてはいけません．

- 不適切な態度・行動を修正する方法
サッカーのイエローカードのように紙に書いて本人にみせる．これは言葉で注意すると患者さんの耳にも入ることとなり，歯科医院全体の信用度を低下させてしまうからです．

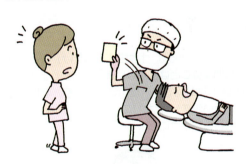

勉強させていただいているんだという気持ちを忘れずに！
あとで質問したり，不明な点を解決できるように，しっかり見て学びましょう

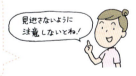

見逃さないように注意しないとね！

わたしの歯科医院では？

CHAPTER 2 患者さんへの心づかい —対応のポイント

1 子どもの患者さんへの対応

子どもでもあまり子ども扱いしないことがポイントです．自覚をもって受診してもらうようにしましょう

名前のよび方

小学生以上は「さん」付けでよび，子ども扱いしないほうがよいでしょう．

声かけ

- チェアに座らせてからは，「今日はみるだけ」など，アシスタントは診療に関することは言わないようにしましょう．
- 「痛くないよ」は禁句です（痛いこともあり，嘘になると不信感を招いてしまいます）．代わりに「今日はがんばろうね！」など，前向きな内容の声かけにしましょう．

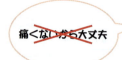
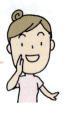

母子分離 (ぼ し ぶん り)

- 子どもが術者の言葉に集中できるように，原則として付添人（お母さんなど）には待合室で待ってもらうようにします．3歳以下の幼児やどうしてもじっとしていられない子どもの場合は付添人が同席したり，抱いて診療したりすることもあります．

抑制（よくせい）

- 痛みがあってどうしても治療をしなければならないときなどは，やむを得ない場合のみ付添人に了解を得て行います．
- 手足の先をつかむと抑制できません．抑制を行うときは関節近くを押さえます．ただし，暴れていないときは強く押さえ過ぎないよう注意しましょう．

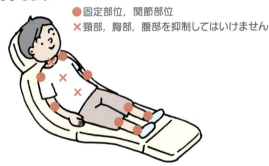

● 固定部位，関節部位
✕ 頸部，胸部，腹部を抑制してはいけません

治療中の注意

- 子どもの患者さんは，囲まれて方々からいろいろなことを言われると，誰に従ったらよいかわからなくなってしまいます．**治療中に声かけを行うのは，原則として術者（Dr.）のみとし，アシスタントや母親などにはむやみに声かけさせないようにしましょう．**

泣いている子，泣きそうな子への接し方

- Dr. がそばにいないときや処置を待っているときなどは，安心できるような声かけや，話などをするとよいでしょう．

10（テン）カウント法

- 低年齢児や障害児の治療において 1 － 10 の数を「いーち、にー、さーん…」と数えることで我慢の限界を設定して治療時間の延長を計る方法です．具体的には「10 頑張ろうね…」と声がけし，10 数え終わったら，「よく頑張れたね！じゃもう 10 頑張ろうか」というように治療を進めます．

② 高齢者・障害者の患者さんへの対応

基本的に一般の患者さんと同じように対応しましょう

ユニットへの誘導時

- 手助けは原則として，患者さんから求められたときのみとし，**むやみに高齢者・障害者扱いしないようにしましょう．** ねこなで声は厳禁です．その態度は明らかに下に見ていることになるからです．
- 視覚障害がある患者さんの場合，声をかけつつ，自分の腕か肩に手を置いてもらうなどして，自分が前に出て誘導します．

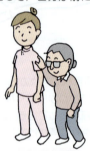

※退出時も入室時と同様に誘導します．

声かけ

- 耳の遠い患者さんには，聞こえる音量で話しかけましょう．

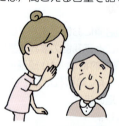

CHAPTER 2　患者さんへの心づかい—対応のポイント

車椅子からユニットへの移乗手順（p.36も参照）

- 車椅子から離れるときは，ブレーキ（ホイールロック）をしっかりかけましょう
- 足もとのフットレストをよけないと，患者さんは立てません．
- 足が床についたら，腰のベルトなどをもって患者さんの体を車椅子から引き上げ，その足を中心にして，お尻をユニットに移動してもらいます

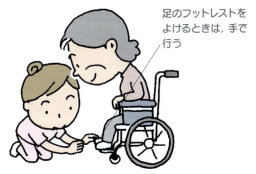

足のフットレストをよけるときは，手で行う

車いすからユニットへの移乗の図

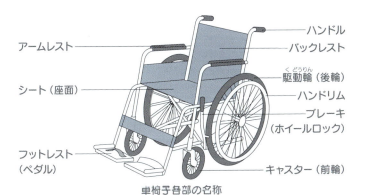

車椅子各部の名称

- ハンドル
- バックレスト
- 駆動輪（後輪）
- ハンドリム
- ブレーキ（ホイールロック）
- キャスター（前輪）
- アームレスト
- シート（座面）
- フットレスト（ペダル）

介助の心得

　やってあげているんだという気持ちではなく，自然体で，一般の人と同じように接しましょう．

CHAPTER 3 受付業務における応対と流れ

1 電話での応対

相手に声しか届かない分，正しくはっきりとした言葉づかい，明るい応対を心がけましょう！

電話応対の基本

■はじめに医院名と名前を名のるのが礼儀です

医院名と自分の名前をまず名のるのが礼儀です．
まずはじめに「○○歯科医院の■■です」と医院名と自分の名前を必ず名のります．
「もしもし」や「はい」だけしか言わないなど，プライベートな関係で行うような電話の受け方はしないように注意しましょう．

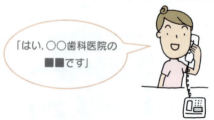

「はい，○○歯科医院の■■です」

■クッション言葉を使いましょう

相手に対して「お願い・依頼」をする場合に主に使われる言葉で，直接伝えると冷たい印象となる言葉を，やわらかく表現するための話し方のマナーです．先方に失礼にあたらないように，応対時には次のようなクッション言葉を使いましょう．

CHAPTER 3　受付業務における応対と流れ

●電話のコールが3回以上鳴ってしまったとき
「**お待たせいたしました**」を冒頭につける.
「**お待たせいたしました，○○歯科医院の■■です**」

●相手を待たせるとき
「**少々お待ちください**」

●相手の要望を受けるとき
「**かしこまりました**」「**承知いたしました**」

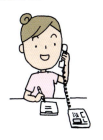

●相手の要望に答えられないとき
「ex. **申しわけございません，○日は予約がいっぱいです．他にご都合の付く日はございませんでしょうか**」

●相手の声が聞こえにくいとき
「**申しわけございません，お電話が少々遠いようです．もう一度お伺いしてもよろしいですか**」

●相手に確認したいとき
「**恐れ入りますが，…**」「**失礼ですが，…**」を冒頭につける
「**恐れ入りますが，用件をお伺いできますか**」

■必ずメモをとりましょう

相手の名前(会社名)，用件は必ずメモします．電話は診療中にかかってくることがほとんどです．
Dr. に伝える必要がある場合は**メモに書いて渡す**のが基本です．
それ以外の用件でも，メモを書いておくことで，あとからでも内容を正確に把握することができます．
電話を受けるときはきき手（文字を書く手）ではないほうの手で受話器を持ち，きき手ですぐメモを取れる体制で対応します．

> わたしの歯科医院では？

1 電話での応対

電話でのアポイント受付の基本的な流れ

歯科医院名と自分の名前を伝えます

まずはじめに「○○歯科医院の■■です」と, 医院名と自分の名前を必ず名のります

症状の確認をします

痛みの有無, 状態を聞き, 急を要す症状かを Dr. に確かめます
（痛みがない症状で, 当日でなくても良い場合があります）

緊急性がない場合

●通常予約を入れます
緊急性がないようであれば通常の予約を入れます
●紹介による来院か否かを確認します
●氏名・電話番号を確認します
連絡がとれるように電話番号を聞いておきます（他の患者さんのキャンセルが出た場合などに, 予約時間を早めることができる可能性があるためです）
●マイナンバーカードや保険証にかわるものを持ってくるように伝えます

緊急性がある場合

●Dr. に症状を伝え, 来院についての指示を受けます
痛みがあり, 当日に見てほしいという希望があるときは, 基本的に受け入れます
●来院可能時間の確認と待ち時間について伝えます
ただし, 必ず予約の患者さんがいることを伝え, お待たせしてしまう可能性について伝えます
●連絡のつく電話番号を確認します
●必ずマイナンバーカードなどを持ってくるように伝えます

CHAPTER 3　受付業務における応対と流れ

 😊受付　😷患者さん

😊「はい，○○歯科医院の■■です」
😷「予約をしたいんですが」
😊「どなたからかのご紹介でしょうか？」
😷「いいえ，ホームページを見て電話しています」
😊「ハイわかりました．どのような症状ですか？」
😷「痛くはないのですが，歯石を取ってほしいのです」
😊「それでは，来週の水曜日，○月○日の○時はいかがですか？」
😊「念のため電話番号をお伺いできますか？」

 😊受付　😷患者さん

😊「はい．○○歯科医院の■■です」
😷「左上が昨日から痛むんですが，みてもらえますか？」
😊「たいへん申しわけありませんが，本日は予約がいっぱいで，少々お待ちいただいてもよろしければ，11時頃ではいかがでしょうか」
😷「かまいません，お願いします」
😊「それでは，お名前と，念のため電話番号を教えていただけますか？」
😷「歯村太郎です．電話は，1234-5678です」
😊「復唱いたします．お名前は歯村太郎様，電話番号は1234-5678ですね．それでは，はじめての場合，書類を作ったりしますので，マイナンバーカードなどを持って11時少し前にお越しください」

1　電話での応対

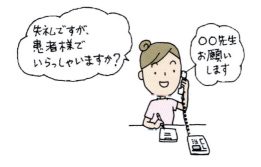

こちらから電話をかける時

○○歯科医院の□□です(まず自分の身分を明らかにして,相手に安心してもらう)
☆☆様のお宅ですか
△△様はいらっしゃいますか?
明日のアポイントなのですが…

先生個人に電話がかかってきたら

■まず先方の氏名・用件を確認します

- 先生宛の電話は,取次ぐ前に相手の氏名,用件をたずねましょう.
(セールスの電話など,診療中に出る必要のない場合があるためです)

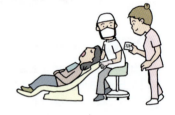

- 名前を聞き取れなかった場合は,聞き直して確認し,先生に確実に伝えられるようにします.

■診療中の先生への伝え方

<緊急の場合>
- 先方(せんぽう)に待ってもらい,電話をかけてきた人の氏名,用件をメモに書いて先生に渡します.(電話の相手がいま治療している患者さんと対立関係にある同業他社の場合などだと困るためです)
- 先生から応対の指示を受けます.

<緊急でない場合>
- 診療中である旨を伝えて,用件を聞いておきます.電話を切ったあと,用件のメモを先生に渡します.

CHAPTER 3 受付業務における応対と流れ

応対例　😊受付　😮相手

😮「○○の鈴木ですが，○×先生お願いします」

😊「失礼ですが患者さんでいらっしゃいますか？」

😮「先生に直接お話します」

😊「恐れ入りますが，ただいま診療中のため，ご用件をお伺いいたします」

（原則として相手が用件を説明できない電話は取りつがない！）

1 電話での応対

わたしの歯科医院では？

来院患者に対する受付業務

受付は，診療所の顔です．
患者さんが歯科医院に来てまず接するところです．
医院の印象を左右することを考えた対応を心がけましょう．

来院した患者さんへの対応

■初診の患者さんへの対応

予約による来院の場合

〈来院時〉
- マイナンバーカードなどを提出してもらいます
- 症状を聞きます
- 問診表の記入をしてもらいます
- カルテの準備をします
- 順番がきたら案内します

予約なしの来院の場合

〈来院時〉
- 初診患者は基本的に受け入れます
- 紹介で来院されたのかどうかの確認をします
- 症状を聞きます
- 予約の患者さんがいることを伝え，お待たせしてしまうことを伝えます
- 問診票の記入をしてもらいます
- マイナンバーカードなどを持っているか確認します
- カルテを作成します
- 順番がきたら案内します

〈診療中〉●新しい診察カードを作成しておきます

〈診療後〉
- 会計をします
- 次回来院が必要な場合は予約（アポイント）を取ります
- 薬の処方などがある場合は，薬を出し説明書を渡しつつ服用の方法を説明します
- 新しく作成した診察カードを渡し，マイナンバーカードなどを返却します

CHAPTER 3　受付業務における応対と流れ

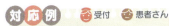

- 👩「こんにちは，今日はどうされましたか？」
- 🧑「左下の歯ぐきが昨日から腫れて痛むのですが」
- 👩「それではこの問診票にご記入いただき，少々お待ちください．マイナンバーカードはお持ちですか？」

（マイナンバーカードなどを預かり，カルテ作成をしているあいだに問診票を記入してもらう）

■再診の患者さんへの対応

再診の対応は基本的には初診と同じです
- ●診察カードおよびその月に初めて来院するのであればマイナンバーカードなどを提出してもらい，確認します
- ●前回の治療から期間があいている場合は，どのくらい前に来院したかを聞き，治療の継続なのか，新たな問題があるのかを確認します

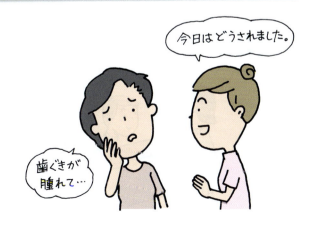

■急患の対応

痛みがあるなどの急患は基本的に受け入れます
●患者さんの症状を確認します
●Dr.に急患の来院と症状を伝え，受け入れするかどうか確認します
●予約の患者さんがいるので，少し待っていただくことを伝えます
●診察カード・マイナンバーカードなどをもっているか患者さんに確認します
●順番がきたら案内します

📞 対応例　😊 受付　😊 患者さん

😊「右下の歯がズキズキして痛むのですが，これからみてくれませんか」
😊「予約の患者さんがいらっしゃいますので，少々お待ちいただくかもしれませんがよろしいですか．待合室でお待ちください」

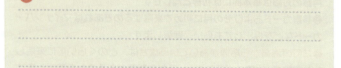

CHAPTER 3　受付業務における応対と流れ

■サブカルテ

保険請求に必要なカルテ（1号用紙，2号用紙）のほかに患者さんに関わる細かな情報を記入する用紙のことです．
このサブカルテはすぐに伝えたいことや患者さんの細かな情報を記入して次回の診療時の声かけや話題となるように活用します．
目立つように色のついた用紙にしておくと見やすく便利です．

例：・土曜日しか通院できない．
　　・最近ご主人が入院してその看護で忙しく疲れている．
　　・来年春ごろ転勤予定である．
　　・右上奥歯が最近しみるようになってきた．

　　　　　　　　　　　　　　　　　　　　　　　　などです

↳p.33「再診時の対応」も見てください

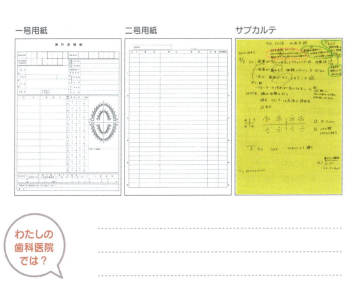

一号用紙　　　二号用紙　　　サブカルテ

わたしの歯科医院では？

③ 初診の問診時に患者さんに確認すべき事項

患者さんとよいコミュニケーションを築いていくには，最初が肝心です．
歯科衛生士として患者さんの訴えをうまく引き出せるようになりましょう

基礎知識

Dr. の診断の前でも予測できるものは準備しておきましょう．

■歯の痛みと症状・治療内容と準備物

進行程度	軽い◀ むし歯の進行状況 ▶重い		
症状	水にしみる，少し痛む	痛む	温かいものにしみる，何もしなくてもズキズキする
検査	視診，X線，歯髄電気診断（EPT）		
病名	$C_1 \sim C_2$	$C_2 \sim C_4$	
治療内容	CR充填，仮封	覆髄（保護処置）	麻抜（麻酔抜髄）の可能性大
準備するもの	CR充填，スプーンエキスカベータ	リーマーボックス，根管長測定器（EMR），綿栓，仮封材	
	OA，浸麻（注射器，浸麻針，キシロカインなど）		

※ CR：コンポジットレジン，覆髄：歯髄を保護する薬を入れて様子をみること，
OA：表面麻酔（p.142〜147参照），浸麻：浸潤麻酔（p.91, 93参照）

■腫れがある場合

患者さんが訴える症状	腫れ	
	歯ぐきが腫れた	根の先が腫れた
検査	X線写真撮影，プロービング	
病名	歯周炎（P）急発（急性発作）Perico	根尖性歯周炎（Per）急発（急性発作）
治療内容	切開	根管治療，切開
準備するもの	投薬（抗菌薬，鎮痛薬）	
	浸麻，メス，ガーゼ，スケーラー	リーマーボックス，バーセット，OA，浸麻，根管長測定器

Perico：智歯周囲炎（p.51参照），OA：表面麻酔（p.52参照）

確認の基本パターン

 おはようございます（こんにちは）●●さん．今日はどうなさいましたか？

笑顔ではっきりよびかける．主訴を聞く．
記入してもらった問診票をチェックしながら詳細を聞く．

 歯が痛いんです！

 どこが痛みますか？

 右上の奥歯が痛みます

 いつ頃から痛みましたか？

 昨日からです

 どのような痛みですか？ ズキズキしたり，じわぁっと痛みますか？

 ズキズキします！

 何もしなくても痛みますか？

 食事をしていると痛みますが，普段は痛くないです

 冷たいものや温かいものがしみますか？

むし歯は，冷たいものより温かいものにしみる場合のほうが，進行しているケースが多い．

 冷たいものにしみます

 全身のことについてお伺いします．これまで大きな病気にかかったことはありますか？

これまでの病歴（既往歴）の確認をする．

 糖尿病でいまも病院に通っています

 その病気にかかったのはいつ頃ですか？

 5年くらい前からです

以前,歯科医院で麻酔をかけたり歯を抜いたことはありますか? そのとき気分が悪くなったりしたことはありませんか?

 抜いたことはありますが,気分が悪くなったことはないです.

 食べ物やその他,薬などのアレルギーはありませんか?

 はい,ありません

 現在飲んでいるお薬はありますか?

 はい

 お薬の確認をしたいのですが,今日は「お薬手帳」はお持ちですか?

 いえ,持ってきてないです

 (お薬手帳がある場合)拝見します
(あって忘れた場合)では次回お持ちください

最近の薬の注意
骨粗鬆症の治療薬(ボナロン錠®など)を服用または注射しているか確認しておきましょう.
上記の薬を飲んでいると,抜歯した場合などに歯槽骨の治癒がたいへん悪いことがあります.

高血圧の患者さんの場合

 血液がさらさらになるようなお薬は飲んでいますか?

血圧と血液抗凝固薬服用の確認が必要になる.

 はい!

 お薬を飲んでいて,血圧はどのくらいですか?

 上130,下80ぐらいです

 以前,歯科医院で麻酔をかけたり歯を抜いたことはありますか?

 はい,あります

CHAPTER 3　受付業務における応対と流れ

そのとき血が止まりにくかったり，具合が悪くなったりしませんでしたか？

とくに問題なかったです

食べ物や薬，その他のものにアレルギーはありませんか？

花粉症です！

飲んでいるお薬はありますか？

花粉の時期に薬は飲みますが，普段は飲みません

ここへはどなたかのご紹介でいらっしゃいましたか？

いえ，インターネットで調べてきました

初診時の対応

記入していただいた問診票を確認しつつ，一号用紙の右下に主訴，大病，服用薬，浸麻経験の有無，抜歯経験の有無，アレルギーの有無について記載する．
- 主訴：なるべく直接話法で記載する．例「2, 3週前から右上がしみる」
- 大病：服用薬，過去の病気とその後の経過，現在飲んでいる（注射している）薬の確認．薬を処方されている場合は，その薬剤名を記入．
- 浸麻経験：浸麻経験があり，その際問題なければ「NP」，問題があれば具体的に記載しておく．
- 抜歯経験：過去の抜歯経験の有無を記載し，その際問題がなければ「NP」，問題があれば，「抜歯後血が止まりにくかった」などと具体的に書いておく．
- アレルギー：薬剤，食べ物に反応がないかを記録する．
　ない場合は「なし」と記載．あれば具体的に記入する．

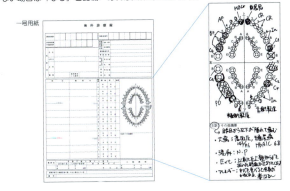

4 患者さんの入室からユニットへの誘導

患者さんが不安や不快感を感じないよう，つねに気を配って動くことが大切です！言葉づかいは基本的に丁寧語です

入室時

誘導前にユニットを消毒します．うがい用のコップを新しいものと交換します．

 ○山○子さん，どうぞお入りください！

笑顔ではっきりよびかけましょう．
名前は，必ずフルネームでよびます（同姓の患者さんがいる場合もあるため）．

 自院の場合

 こちらです

患者さんの通路を確保しておきます．キャビネットやチェアなどが患者さんの動線をふさがないように注意しながら，声をかけてユニットまで案内しましょう．
（はじめての患者さんは案内係が前を歩きます．患者さんが先になるとどこへ行ったらよいかわからなくなるからです）．

 「エプロンをおかけします」

患者さんがユニットに座ったら，「エプロンをおかけしますね」と声かけしながらエプロンをかけます．

再診時の対応

サブカルテ（p.27）に目を通して前回特に問題がなかったかを確認してから声かけします．

もし前回腫れて急患で来院されているような患者さんに「おかわりありませんか？」などとむやみに声かけしたら患者さんにとっては「何言ってんの？私のこと何もわかってないのね！」という気持ちにさせて，その後の対応が難しくなってしまうからです．

そのような患者さんを初めて担当したときに「前回腫れた所は，いかがですか？」という声かけがなされたら「この人私と初めて会うのに私のことをわかってくれているんだ！！」という気持ちとなり，その後の治療がスムーズにいくようになるでしょう．

その後，何か気になることはありませんでしたか？

前回の治療から何か変わりはないか確認して，Dr.に伝えます．

自院の場合

椅子の背を倒します

- ユニットの背板を倒すときは「ユニットを倒しますね」と必ず声かけをしてから動かします．
- ライトの位置をセットして，スイッチを切っておきます（詳細はp.34）．

お願いします

患者さんのX線写真やチャート，臨床写真などをモニターに映るようセットしておきます．カルテは前回の治療内容がわかるように最新のページを開いておきましょう．準備が済んだらDr.をよびます．

自院の場合

ヘッドレストとライトの位置の調整

　適切なライティングによって，術者（Dr., DH）の治療のしやすさが変わります．臨機応変な対応ができるようにしましょう．

■ライトの位置

- 距離：治療部位から40cm程度を基本とします．
  遠いと届く光が弱まり，逆に近すぎると術者の頭部に当たるなどして，治療の妨げになるので注意しましょう．

■ライトの操作法

- ライトは常に治療部位がよく見えるように，術者の治療に合わせて移動させます．
- 臼歯部に当てるときは，光の入るスペースが狭いので，なるべく術者の視線の方向から光を入れるようにします（術者の目の脇をかすめるようにするとよい）
- 患者さんの口元が小さい，治療部位が狭いなどの場合は，光が入り込める隙間を探し，光軸を的確に治療部分に合わせるようにします．

ライトを当てたときに手やバキュームで影ができないように注意しましょう！
術野をミラーで間接的に見て作業が行われる場合は，ミラーに光を当てる場合もあります．

■ヘッドレスト（按頭台_{あんとうだい}）の位置

　基本ポジション：背板を倒したとき，患者さんの耳の中央がヘッドレストの上下的中央にくるように調整します．
a：通常の位置．
b：高齢者の場合は顎が上がってくるので，意識的にヘッドレストを通

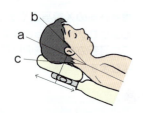

常の下顎治療での位置と同じように，立て気味にして使用します．
c：上顎臼歯部の治療などを行う場合の位置．

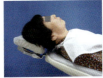 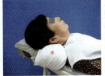

ユニットに腰の位置を合わせると頭がヘッドレストに乗らないような背の低い患者さんの場合
ユニットに縛りつけられる枕（＊）やタオルなどを使用すると頭の位置が安定します．この写真の枕は手づくりのものです．

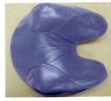 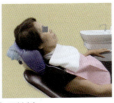

頭頸部保持用クッション（（株）モリタ）

治療終了後

エアスケーラーやタービンバーなど，先端が尖ったものがハンドピースについていたら，患者さんが退出するときに引っかかったり，刺さったりして危険なので必ずはずしておきます．

 椅子を起こします．エプロンをはずしますね

 受付で次回の予約をお願いします．お大事に！

声かけしながらユニット背面を起こし，エプロンをはずします．
- 声かけするときは，心をこめることが大事です．
- 患者さんが退出するときは，入室時と同じように動線をふさがないように通路をあけておきましょう．
- 「お大事に〜」や「お大事にどうぞ〜」など語尾や語間をのばして言わないようにしましょう．
  患者さんが"軽く扱われた"という印象をもってしまいます．
- 心をこめて「お大事に」と言いましょう．

車椅子の患者さんの場合

「ユニットへの移動」および「車椅子への移動」の際は，転倒を防止するために傍で見守ったり，必要があれば身体を支えたりする，など対象者に合わせた介助が重要です．

■入室時

> ●●さん，診療室にお入りください．車椅子のままでけっこうです

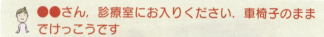

・ユニットのそばまで注意して車椅子で移動してもらう．

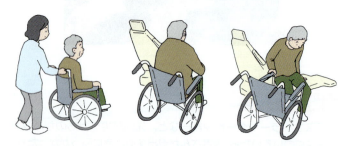

> ユニットに移動しますね

車椅子から患者さんを起こすとき，一般的には下図の方法で行うことが多いが，この方法だと患者の上半身が前傾しにくく，頭部がひざより前に出にくいので，介助者の腰に負担がかかることが多い．

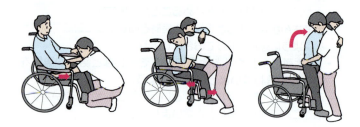

CHAPTER 3 受付業務における応対と流れ

下図のように，患者さんの脇の下にもぐりこむ方法で行うと，患者さんが前傾姿勢を取りやすく，介助者の要する力が少なくて済みます．また，お互いの胸部や顔面を近接させずに済むので，両者の心理的負担が少ないやり方です．
必要な場合は患者さんの腰のベルト部分を持ち，体の向きを回転させ，ユニットに移乗させます．

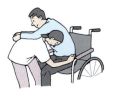 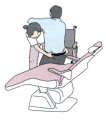

■治療終了後

 ユニットを起こします

- 立位が保てる場合は，自分で移動してもらう．それ以外は介助する．
- 移乗する前には，必ず車椅子のブレーキをかけ，フットレストを上げておく．

 足をフットレストに乗せますね

- 車椅子に深く腰掛けているか確認し，フットレストを下げて足を乗せる．その際，足を床に巻き込まないよう注意する．

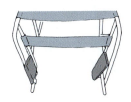 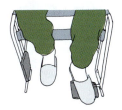

 お疲れさまでした．受付までご案内します

CHAPTER 4 歯・口腔の基礎知識

アシスタント業務に必要な解剖学

歯と口腔の名称

永久歯

1～8の数字で表します（1番，2番…と呼称します）

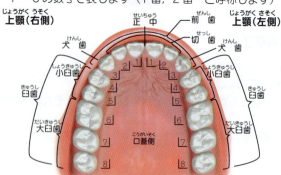

右　　　　　　　　　　　　　　　　　　　　　左

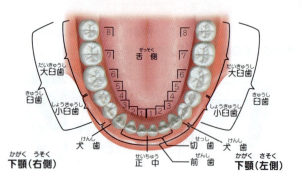

CHAPTER 4 歯・口腔の基礎知識

1 アシスタント業務に必要な解剖学

歯科における記載の左右は患者さん本人の左右を表します．対面したときの見え方とは逆の表記になります．

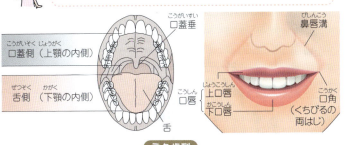

永久歯列

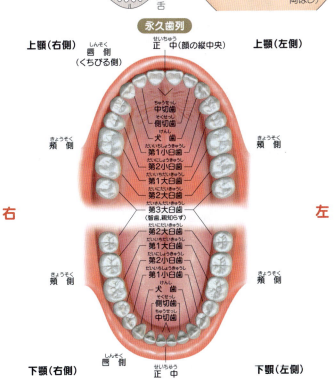

上顎（右側）　正中（顔の縦中央）　上顎（左側）
唇側（くちびる側）

中切歯
側切歯
犬歯
第1小臼歯
第2小臼歯
第1大臼歯
第2大臼歯
第3大臼歯（智歯, 親知らず）
第2大臼歯
第1大臼歯
第2小臼歯
第1小臼歯
犬歯
側切歯
中切歯

頬側　頬側
右　左
頬側　頬側

下顎（右側）　唇側　正中　下顎（左側）

39

混合歯列

6歳頃〜12歳頃までの歯列で
乳歯と永久歯が混在しています

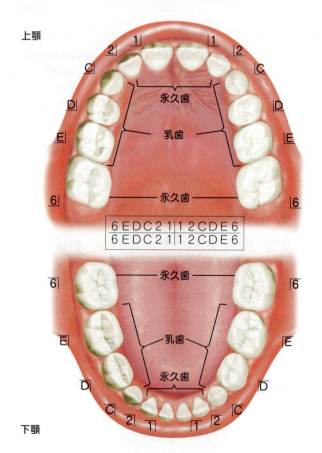

$$\frac{6\,E\,D\,C\,2\,1\,|\,1\,2\,C\,D\,E\,6}{6\,E\,D\,C\,2\,1\,|\,1\,2\,C\,D\,E\,6}$$

$$\frac{6\,E\,D\,C\,B\,1\,|\,1\,B\,C\,D\,E\,6}{6\,E\,D\,C\,B\,1\,|\,1\,B\,C\,D\,E\,6} \qquad \frac{6\,E\,D\,C\,2\,1\,|\,1\,2\,C\,D\,E\,6}{6\,E\,D\,C\,2\,1\,|\,1\,2\,C\,D\,E\,6}$$

この2つのパターンが比較的多い

CHAPTER 4 歯・口腔の基礎知識

乳歯列

2歳〜6歳ぐらいの間
子どもの歯（乳歯のみ）の歯列，A〜Eのアルファベットで表します

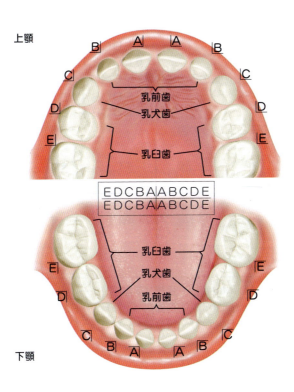

歯式・記号

歯式 ※( )内は参考年齢

永久歯は数字, 乳歯は A〜E で表します.

永久歯列：大人の歯のみの歯列（12歳頃〜）
（数字）

```
8 7 6 5 4 3 2 1 | 1 2 3 4 5 6 7 8
8 7 6 5 4 3 2 1 | 1 2 3 4 5 6 7 8
```

混合歯列（例）：大人の歯と乳歯が混在している（6〜12歳頃）

```
6 E D C 2 1 | 1 2 C D E 6
6 E D C 2 1 | 1 2 C D E 6
```

乳歯列：子どもの歯のみの歯列（2〜6歳頃）
（アルファベット）

```
E D C B A | A B C D E
E D C B A | A B C D E
```

それぞれの咬合面からの図

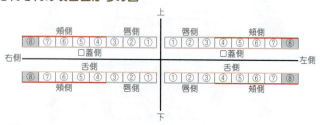

略号

近心………M（Mesial）メジアル	舌側（下顎）………L（Lingual）リンガル
遠心………D（Distal）ディスタル	口蓋側（上顎）……P（Palatal）パラタル
頰側………B（Buccal）バッカル	咬合面……………O（Occlusal）オクルーザル

それぞれ歯の中央（正中・体の中央）に近い部分を近心, 遠い部分を遠心といいます

CHAPTER 4 歯・口腔の基礎知識

1 アシスタント業務に必要な解剖学

立体解剖図

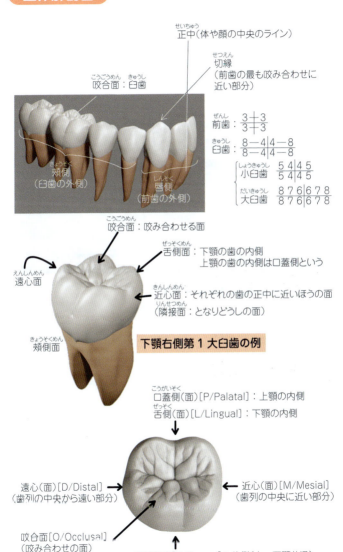

正中(体や顔の中央のライン)

切縁(前歯の最も咬み合わせに近い部分)

咬合面：臼歯

頬側(臼歯の外側)

唇側(前歯の外側)

前歯：3＋3 / 3＋3

臼歯：8－4｜4－8 / 8－4｜4－8

小臼歯：5 4｜4 5 / 5 4｜4 5

大臼歯：8 7 6｜6 7 8 / 8 7 6｜6 7 8

咬合面：咬み合わせる面

舌側面：下顎の歯の内側　上顎の歯の内側は口蓋側という

遠心面

近心面：それぞれの歯の正中に近いほうの面
(隣接面：となりどうしの面)

頬側面

下顎右側第1大臼歯の例

口蓋側(面)[P/Palatal]：上顎の内側
舌側(面)[L/Lingual]：下顎の内側

遠心(面)[D/Distal](歯列の中央から遠い部分)

近心(面)[M/Mesial](歯列の中央に近い部分)

咬合面[O/Occlusal](咬み合わせの面)

頬側(面)[B/Buccal]：外側(上・下顎共通)

X線写真の特徴と見方

■パノラマX線(パントモ)写真

 8|8には水平埋伏智歯(→部)が認められます．パノラマX線はデンタル撮影では難しいこのような部位の症例や，全顎的に診査する必要のある場合に有効です．

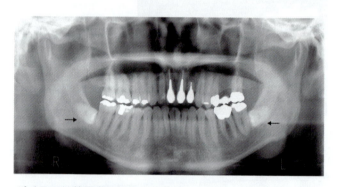

パノラマX線写真で観察できる部位・症状

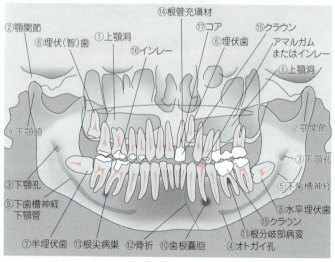

CHAPTER 4 歯・口腔の基礎知識

①**上顎洞**（じょうがくどう）：上顎骨内にある空洞でここに膿が溜まった状態を蓄膿症という

②**顎関節**（がくかんせつ）：左右が同時に動く顎の関節

③**下顎孔**（かがくこう）：下歯槽神経が下顎骨に入る入口

④**オトガイ孔**（おとがいこう）：下歯槽神経が下顎骨から出てくる出口

⑤**下歯槽神経**（かしそうしんけい）：下顎骨内部の下顎管内を走る太い神経

　下顎管（かがくかん）：下顎骨内部を，下顎孔からオトガイ孔まで走る管のことで下歯槽神経と下歯槽動脈が内部を走っている

⑥**埋伏歯**（まいふくし）：骨の中にもぐっている歯

⑦**半埋伏歯**（はんまいふくし）：埋伏歯のなかで，骨や歯肉から半分出た状態のもの

　完全埋伏歯（かんぜんまいふくし）：骨の中に完全に埋伏した歯

⑧**水平埋伏歯**（すいへいまいふくし）：埋伏歯の中で水平に埋伏しているもの（左のパノラマＸ線写真の8|8の状態）

⑨**下顎頭**（かがくとう）：顎関節を構成する下顎骨の一部

⑩**歯根嚢胞**（しこんのうほう）：歯根を含んだ嚢胞でＸ線写真では根尖病巣が大きくなったように見える

⑪**根分岐部病変**（こんぶんきぶびょうへん）：歯根分岐部に認められる骨吸収

⑫**骨折**（こっせつ）：まれにしか見ない．骨折線としてＸ線上で観察できる

⑬**根尖病巣**（こんせんびょうそう）：歯根の治療後の根尖部のＸ線透過像

⑭**根管充塡材**（こんかんじゅうてんざい）：歯根の治療後に根管内に白く見えるＸ線不透過な材料

⑮**クラウン（Cr，FCK，FMC）**：歯冠全体または一部にかぶせたＸ線不透過に見える冠

⑯**インレー（In）**：歯冠の一部に合着した金属またはセラミックスの修復物

⑰**コア**：金属またはピンなどで作られているポスト

■デンタルX線写真と解剖図の対比

●デンタルX線正常像の模式図

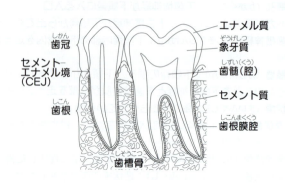

●デンタルX線写真の一例

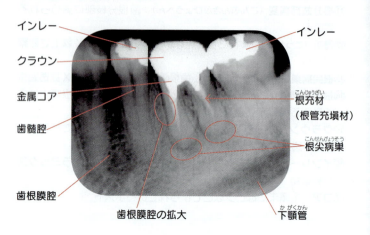

CHAPTER 4　歯・口腔の基礎知識

■デンタル10枚法（D×10）

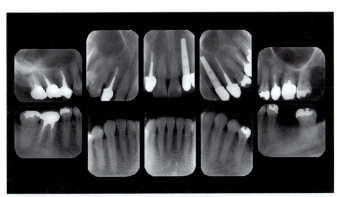

<u>|2</u>部位には歯根型のインプラントが入っており，
<u>|6</u>は欠損していることが観察できます
（フィルムの位置づけはp.84参照）

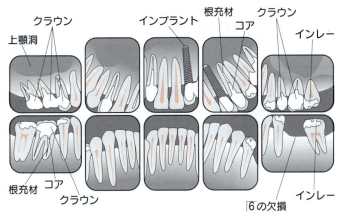

1 アシスタント業務に必要な解剖学

47

■デンタル 14 枚法（D×14）

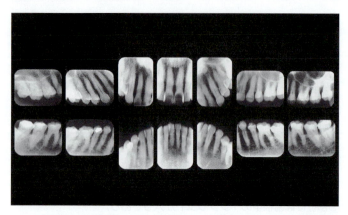

デンタル 14 枚法は第 3 大臼歯（智歯）がある場合などに撮影する
（フィルムの位置づけは p.84 参照）

■デンタル X 線撮影用
　フィルムホルダー

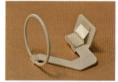

X 線撮影用インジケーター
（阪神技術研究所）

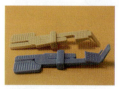

デンタルフィルムホルダー
（歯愛メディカルなど）

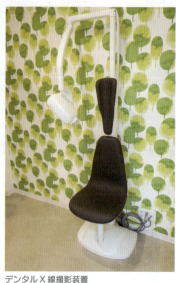

デンタル X 線撮影装置

CHAPTER 4　歯・口腔の基礎知識

■歯科用CT（CBCT：コーンビームシーティ）

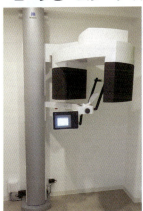

CT装置の全体

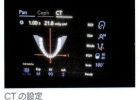

CTの設定

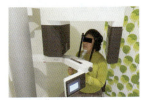

頭部の位置決め

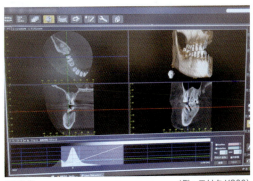

CT画像　　　　　　　　　　（例：モリタ X800）

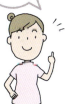

わたしの歯科医院では？

歯科で使用される用語の略称

通常頻用されている呼び方： ■■■（各医院ごとに相違有）

名称	読み方	略称	略称読み方	意味
う蝕	うしょく	C	シー	むし歯
要観察歯	ようかんさつし	CO	シーオー	白斑や脱灰がみられるがむし歯ではない歯
う蝕症第1度	うしょくしょうだいいちど	C_1	シーイチ，シーワン	エナメル質の中にとどまるむし歯
う蝕症第2度	うしょくしょうだいにど	C_2	シーニ，シーツー	象牙質まで進行したむし歯
う蝕症第3度	うしょくしょうだいさんど	C_3	シーサン，シースリー	歯髄まで進行したむし歯
う蝕症第4度	うしょくしょうだいよんど	C_4	シーヨン，シーフォー	残根状態，歯冠がむし歯でなくなり歯根だけになった状態
歯髄炎	しずいえん	Pul	プル	むし歯の進行が C_2 ～ C_3 の段階で，歯髄に炎症が広がり痛みを伴う状態
根尖性歯周炎	こんせんせいししゅうえん	Per	ペル	歯髄炎から歯髄の壊死が起こり，歯根の先端から周囲に炎症が広がった状態．X線写真で根尖部の骨吸収が認められる
フィステル	ふぃすてる	/	フィステル	主に根の先の病巣が歯肉の表面に漏出して排膿などがある状態
歯肉炎	しにくえん	G	ジー	歯肉の炎症で歯槽骨の吸収を伴わないもの
歯周炎	ししゅうえん	P	ピー	歯肉炎が進行し，歯槽骨の吸収を伴った状態
慢性歯周炎（軽度）	まんせいししゅうえん（けいど）	P_1	ピーワン	骨吸収は歯根長の1/3以下，ポケット3～5mm程度，根分岐部病変無し

CHAPTER 4 歯・口腔の基礎知識

名称	読み方	略称	略称読み方	意味
慢性歯周炎 （中等度）	まんせいし しゅうえん （ちゅうとう ど）	P₂	ピーツー	骨吸収は歯根長の 1/3～1/2 程度，ポケット 4～7mm 程度，軽度の根分岐部病変も認め，動揺などもある
慢性歯周炎 （重度）	まんせいし しゅうえん （じゅうど）	P₃	ピースリー	骨吸収は歯根長の 1/2以上，ポケット 6mm以上．根分岐部病変 2～3 度含，動揺度大
口内炎	こうないえん	Stom	ストム	口唇，歯肉，舌（ぜつ）などに起こる白色円形の炎症で，通常痛みを伴う
褥瘡性潰瘍	じょくそうせ いかいよう	Dul	デュル	義歯の圧迫部に起こる粘膜の潰瘍
歯肉膿瘍	しにく のうよう	GA	ジーエー	歯肉の腫脹を伴う急性炎症
歯槽膿瘍 （骨膜下膿瘍）	しそう のうよう （こつまくか のうよう）	AA	エーエー	主に根尖性病変が原因で歯槽骨内で起きる急性炎症で，腫れや痛みがある
歯根嚢胞	しこん のうほう	WZ	ダブリュ ゼット	Per が進行し，歯根の先端を中心に嚢胞があること．X 線写真で歯根の先端に円形の骨吸収が認められる
歯槽骨鋭縁	しそうこつ えいえん	SchA	エスシーエイチエー	抜歯後の歯槽骨が尖っている状態．義歯を装着すると痛みが出る場合がある
智歯周囲炎	ちししゅうい えん	Perico	ペリコ	親知らず（智歯）が萌出してくるとき，その周囲の歯肉が腫れて痛む状態
象牙質知覚過 敏症	ぞうげしつち かくかびん しょう	Hys	ヒス	歯肉が退縮し，歯根が露出したり，ブラッシングの磨耗などによって歯がしみる状態
水平埋伏智歯	すいへいまい ふくちし	HET	エイチ・イー・ ティー	智歯（親知らず）が横になっていて萌出してこない状態

51

名称	読み方	略称	略称読み方	意味
欠損歯	けっそんし	MT	エムティー	歯がもともとないか，抜去してなくなっている状態
破折（破損）	はせつ（はそん）	ハセツ	―	歯が折れたり補綴物が壊れた状態
脱離（脱落）	だつり（だつらく）	ダツリ	―	歯の充填物や補綴物がとれてしまったこと
抜歯	ばっし	Ext	エクストイクスト	歯を抜くこと
表面麻酔	ひょうめんますい	OA	オーエー	歯肉・頬移行部の粘膜面に塗布する麻酔のこと
浸潤麻酔	しんじゅんますい	浸麻	シンマ	麻酔を効かせたい部位に麻酔剤を注射器で刺入する．歯科で最もよく用いられる麻酔
伝達麻酔	でんたつますい	伝麻	デンマ	下顎孔などの太い神経の根元の部位に効かせる麻酔
平行測定	へいこうそくてい	平測	ヘイソク	ブリッジを形成するときに支台歯間の平行性を見ること
軟化象牙質検査	なんかぞうげしつけんさ	CDT	シーディーティー	むし歯を削る際，軟かくなっている象牙質を見極めるために，赤や青の色素で染めること
歯髄電気診査	しずいでんきしんさ	EPT	イーピーティー	歯髄の生死を判断するために微弱電流で検査すること
電気的根管長測定	でんきてきこんかんちょうそくてい	EMR	イーエムアール	歯根の長さを電気的に測定すること
ポケット測定	ぽけっとそくてい	EPP	プロービングイーピーピー	歯周ポケット（ポケット）をプローブで測定すること
チェックバイト	ちぇっくばいと	ChB	シーエイチビー	上下の咬み合わせを左右，前後の動きとして記録するバイト．ワックスやシリコンを用いて採得する

CHAPTER 4 歯・口腔の基礎知識

名称	読み方	略称	略称読み方	意味
スタディモデル	すたでぃもでる	模 モ	マルモ	上下の咬み合わせや歯列の観察のために作る石膏模型，通常はアルジネート印象材を用いて印象する
インレー	いんれー	In	インレー	虫歯治療のため，歯の一部にセットされた充填物
アンレー	あんれー	On	アンレー	部分冠一部分を削らず残した
クラウン	くらうん	Cr, FCK, FMC	クラウン, エフシーケー, エフエムシー	歯にかぶせる冠．材料は金属からポーセレンまで各種ある
義歯 部分床義歯 （パーシャルデンチャー）	ぎし ぶぶんしょうぎし ぱーしゃるでんちゃー	PD	ギシ ピーデー	歯のない一部分に入れる義歯
総義歯 全部床義歯 （フルデンチャー）	そうぎし ぜんぶしょうぎし ふるでんちゃー	FD	エフデー	歯が全てない上顎か下顎に入れる義歯，総入れ歯
X線撮影	えっくすせんさつえい	X線, X-Ray	エックスセン エックスレイ	口腔内デンタル，咬翼法，パノラマ，およびデジタルで行うX線撮影
デンタル	でんたる	D	ディーまたはデー	縦横3×4cm程度の口腔内フィルムまたはセンサーを用いるX線撮影．小児用サイズもある
パノラマ （パントモ）	ぱのらま （ぱんとも）	OP	オーピー	上下歯列と顎骨を1枚のフィルムで展開して観察できる断層X線撮影
暫間被覆冠 （テンポラリークラウン）	ざんかんひふくかん	TEK （保険用語:Tec）	テック	削った歯に一時的に被せておくレジン冠

●自院で頻用される略称を追加しましょう

CHAPTER 5 診療前・後に行う準備と管理の知識

1 診療室の管理

快適な環境の維持とスムーズな診療開始・終了のために自分の役割を考えて行いましょう

朝の仕事（例）

■一番早く出勤したスタッフがしておく仕事

①鍵を開け，電気をつける．防犯システムがあれば解除する．
②ブラインドやカーテンを開けて光を入れる
③ ON にするもの：
  院内 LAN システムの起動
  自動現像機（現像液の水を入れ，フィルムを流す．出勤後一番初めに行うと，他の準備の間に終了する）
  ユニットの電源
  水のスイッチ（閉→開：冬期に元栓の水抜きをしている場合は，その解除）
  コンプレッサーのスイッチ
  BGM，など
④患者さん用のエントランスの鍵を開ける
⑤受付の電話の留守録を解除する

わたしの歯科医院では？

昼の仕事（例）

①ワッテ，ロールワッテ，アルコールワッテの補充をする．

②流し場や洗面所のタオル交換，使用済みのタオルなどの洗濯を行う．

③使用済み器具の水洗をする．

④低水準消毒剤にかけ，水洗し，超音波洗浄器にかけ滅菌する．

⑤消毒液を廃棄する．

⑥石こうを注入する．

昼食や着替える際など，診療室から離れるときは，電話の子機とアポイント帳は持って移動しましょう！
（予約の電話がその間に入った場合に対応できます）．
清掃は診療室の決まりに従って行いましょう

わたしの歯科医院では？

自分の歯科医院での朝・昼の仕事を書き出してみましょう．

診療後の仕事（例）

①ワッテ，ロールワッテ，アルコールワッテの補充をする．

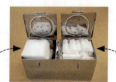

ワッテを入れる容器（ワッテ缶）

テトラ綿

ロールワッテ（ボール綿）

②使用済み器具の洗浄を行い，超音波洗浄器にかける．

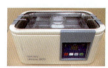

超音波洗浄器

③a：滅菌をする（一般的器具）．

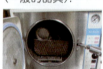

オートクレーブ

b：タービン・コントラなどの回転器具にオイルを注入する．

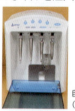

自動注油装置（モリタ：ルブリナ®）

④タービン・コントラなどを滅菌する．

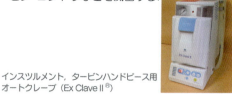

インスツルメント，タービンハンドピース用オートクレーブ（Ex Clave II®）

CHAPTER 5 診療前・後に行う準備と管理の知識

⑤石こうを注入する.
　石こうの混水比に注意しましょう（p.206 参照）.

⑥消毒液を廃棄する.

⑦院内の清掃を行う.

⑧使用済みタオルなどの洗濯.

⑨電話の留守録をセットする.

⑩ OFF にするもの：
　コンプレッサーのスイッチ，院内 LAN，BGM，ユニット，部屋の電気など

真空埋没器

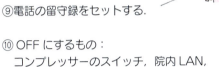

1 診療室の管理

> わたしの歯科医院では？

自分の歯科医院での診療後の仕事を書き出してみましょう.

❷ ユニット各部の名称

確実な診療補助を行うために，自院の機械の名称や構造は熟知しておきましょう

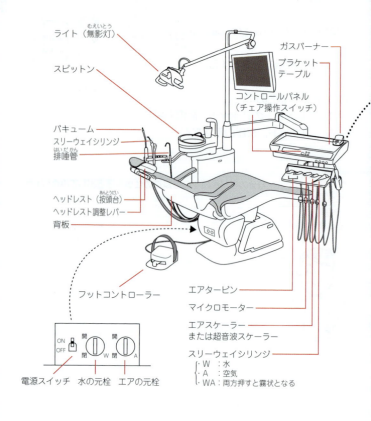

CHAPTER 5 　診療前・後に行う準備と管理の知識

2 ユニット各部の名称

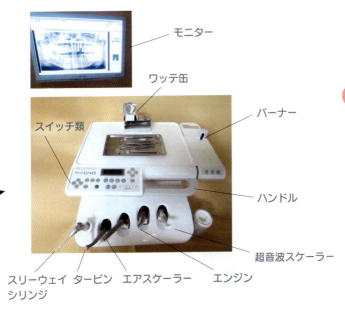

モニター
ワッテ缶
バーナー
スイッチ類
ハンドル
超音波スケーラー
スリーウェイシリンジ　タービン　エアスケーラー　エンジン

自院のユニットの写真に貼り替えて使うと便利です

③ トレー上にそろえる基本セット

日常の診療時に使用する最も基本的なセットです．治療の内容ごとに必要な器具などを，この基本セットに追加します

トレー上にそろえる基本セット例

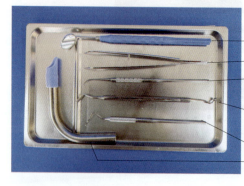

- ①ミラー
- ②ピンセット
- ③探針（エキスプローラー）
- ④ストッパー（練成充塡器）
- ⑤プローブ
- ⑥バキューム

①ミラー：明かりとり，見えないところを見る　舌や頰の圧排などに用いる
②ピンセット：細かいものをつまむ
③探針（エキスプローラー）
④ストッパー（練成充塡器：仮封材を詰める etc.）
⑤プローブ
⑥バキューム（曲）

CHAPTER 5 診療前・後に行う準備と管理の知識

わたしの歯科医院では？

自院のセット（メモや写真を貼りましょう！）

3 トレー上にそろえる基本セット

消毒と滅菌

感染予防を確実に行うことは，安全な治療を行うための基本の基本です

消毒と滅菌の定義

■除菌

対象となるものから菌を除いて減らすことであり，減らす程度の割合を含まない概念．

※基本的には医学用語ではない

■消毒（殺菌）

人に対して有害な微生物のみを無害化すること

■滅菌

すべての微生物を殺すこと（完全に死滅させること）

※医学用語として用いる

感染予防の度合い

不完全 ←→ 完全

除菌　　　消毒　　　滅菌

消毒と滅菌の原則

1. 患者さんと患部から細菌をうつさない
2. 術後，患者さんから感染を受けない
3. 病気を他の患者さんにうつさない

CHAPTER 5　診療前・後に行う準備と管理の知識

消毒法の分類

　消毒にもレベルがあることを理解しておきましょう

高水準消毒……芽胞が多数存在する場合を除きすべての微生物を死
　　　　　　　滅させうるレベル

中水準消毒……多くの結核菌を含む栄養型細菌，すべての真菌およ
　　　　　　　び多くのウイルスを殺滅させうるレベル（芽胞は殺
　　　　　　　滅できない場合がある）

低水準消毒……多くの結核菌を除いた栄養型細菌，ある種のウイル
　　　　　　　ス（芽胞や多くのウイルスなどには有効とならない）
　　　　　　　を殺滅させうるレベル

■物理的消毒法，化学的消毒法と滅菌

		細胞芽胞	結核菌	増殖型細菌	真　菌	ウイルス
物理的消毒法	煮沸消毒	×	○	○	○	○
	高圧蒸気滅菌	○	○	○	○	○
化学的消毒法	高水準消毒	○	○	○	○	○
	中水準消毒	×	○	○	○	○
	低水準消毒	×	×	○	△	△

> 高水準の消毒は滅菌と同じくらいのレベルです！そのレベルの消毒剤は，液自体や蒸気が人体に有害なので，密閉できる容器に保存するなど使用説明書をよく読み，取扱いに注意しましょう

> 消毒は患者さんの立場になって行うように心がけましょう！

わたしの歯科医院では？

■化学的消毒法の分類
消毒剤の適応と殺菌レベル

	適応	殺菌レベル	一般名	商品の一例	
医療器具用	医療器具の消毒	高水準	グルタラール	ステリハイド®L 2％液 A	
			フタラール	ディスオーパ® B	
			過酢酸	アセサイド® C	
	排泄物消毒室内（家具・器具・物品）の消毒	中水準	次亜塩素酸ナトリウム	ミルトン® ピューラックス® D テキサント®	
			クレゾール石けん液	リゾール®	
			ホルマリン	ホルマリン®	
生体用	手指・皮膚消毒 手術部位（手術野）消毒 創傷部位・感染皮膚消毒	低水準	ポビドンヨード	イソジン®	
			アルコール系 イソプロパノール	イソプロパノール消毒液® 50％ E	
			アルコール系 消毒用エタノール	消毒用エタノール®	
			グルコン酸クロルヘキシジン	ヒビテン® F ヤクハン®	
			第四級アンモニウム塩系（ベンゼトニウム塩化物，ベンザルコニウム塩化物等）	ハイアミン® ホエスミン® G	
			両性界面活性剤	ビスタ300® テゴー51®	
			アクリノール水和物	ヘクタリン® リバオール® 東海アクリノール®	
			オキシドール	オキシフル®	

CHAPTER 5　診療前・後に行う準備と管理の知識

滅菌法の分類

　使用した器具は確実に滅菌することが必要です．各機器の使用条件をよく理解して使用しましょう

■滅菌法の種類

	条件	適応
高圧蒸気滅菌 （オートクレーブ）	121℃ 20分間　2気圧	器具，ワッテ（医療用脱脂綿），ガーゼ，金属性器材，リネン類，ガラス製品，ゴム・プラスチック製品の一部
	132℃ 15分間　2.4気圧	
エチレン オキサイドガス滅菌 （EOG滅菌）	40℃～60℃ 2時間～8時間 湿度25～60%	器具に熱が加わらないので非耐熱のプラスチック，ゴム製品も滅菌可能
乾熱滅菌	160℃～170℃　1時間	ガラス器具など
	180℃～200℃　30分間	

歯科医院における滅菌器の大部分はオートクレーブ（高圧蒸気滅菌）です．使用法を熟知しましょう．
★オートクレーブ使用の際の注意！
①まず，使用した器具を流水下で十分に洗います．
器具に付着している唾液，血液などは完全に洗い流しましょう
②その後，オートクレーブによる滅菌を行います

滅菌後の器材にむやみに手を触れないようにしましょう！

4　消毒と滅菌

診療後の後片付け─洗浄, 滅菌の流れ

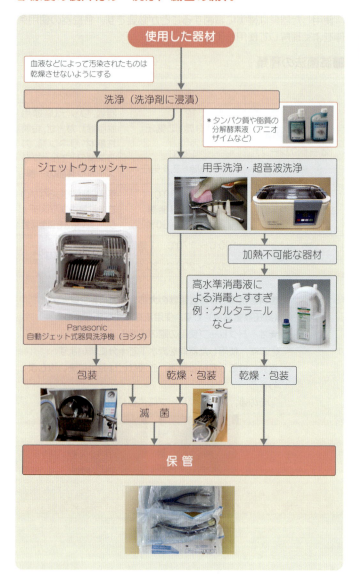

CHAPTER 5　診療前・後に行う準備と管理の知識

感染に対する考え方をあらためましょう．
外科処置後の洗浄は，血液や体液などが付着している場合がありますので，最も感染の可能性が高い作業です．グローブ，手首が露出しないガウン，防護用メガネを着用して行いましょう．
診療に使用した歯科機材を洗浄せずにヒビテンなどの一次消毒液に漬けることはタンパク質を器具に変性固着させてしまい，その後の洗浄，除去が難しくなるため行ってはなりません．
★スタンダードプレコーションの理論では，すべて左図の流れで行うことが望ましいのです．ただし，臨床において重要なことはどのような滅菌器を使うかや手順をふむのかよりも，患者さんの口の中に触れた手でブラケットテーブルの引き出しやワッテ缶などを触らないことのほうがより重要です．

4　消毒と滅菌

手指衛生の手順

〇石けん・ハンドソープ

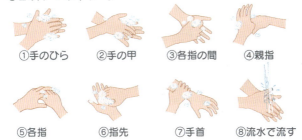

①手のひら　②手の甲　③各指の間　④親指

⑤各指　⑥指先　⑦手首　⑧流水で流す

■清潔域と不潔域

　清潔域とは，通常，外科手術などにおいて，器具や器材が滅菌された状態の区域を示し，そうでないところを不潔域という．臨床的な例では，バキュームと外科用バキュームの交換などで，バキュームチップを交換する場合，トレー内に入れるのは口腔内に入れる部分であり，バキュームホースと連結する根元の部分（汚れている部分）は，トレー外に出しておくような場合も広い意味で清潔域，不潔域の区別といっている．

5 滅菌袋・滅菌手袋・ガウンの取扱い

感染予防を確実に行うことは,安全な治療を行うための基本の基本です

滅菌袋の取扱い

見た目の清潔さではなく,袋の外側は汚れている,内側は清潔という考えで取扱いましょう

滅菌袋からの器具の取出し方

1 介助者が滅菌袋を中身を触らないように開きます

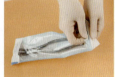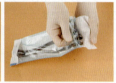

2 介助者は Dr. が器具を取出しやすいよう滅菌袋の口をめくります

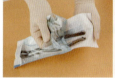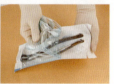

3 Dr. が器具を取出します

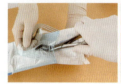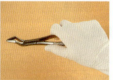

■滅菌済みか滅菌前かの確認

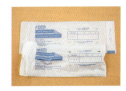 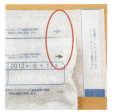

　滅菌袋はオートクレーブなどで熱が加わると矢印部の色が変化（変色）するようになっています．滅菌パックの有効期間はおよそ3カ月なので滅菌した日付を書いておきましょう

滅菌手袋の取扱い

装着の手順

1 介助者が外袋を開きます

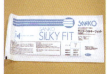 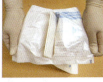

2 術者が中包みを取出します

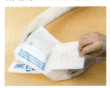 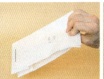 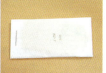

3 術者が中包みを開きます

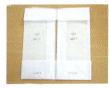 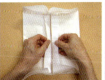 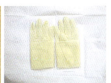

4 手袋の手首の折り返し部分を右手で持って左手に装着します

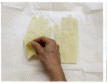
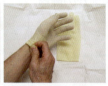

5 装着したほうの手でもう一方の手袋の折り返しのすそを持って

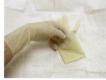
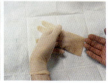

6 もう片方の手に装着します

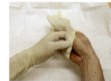
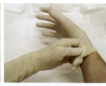

7 両手が入ったらしわがないよう引っ張り,両手を合わせて,指の付け根までしっかり装着します

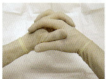
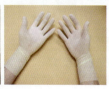

医療現場でのきれい・汚いは見た目ではありません!
しわのある滅菌袋で,中の器具が若干黄ばんでいても期限内である滅菌袋の封を開けていなければ,その中身は細菌が生きていない清潔な状態(滅菌状態)です.
滅菌袋の外側は細菌学的には汚染されていますが,その中身は滅菌状態なので中身を取出すときは,p.69の写真のように袋をめくる人と中身を取出す人を分けないと,滅菌した器具が汚染されることになります.
中の器具を持つ人は手洗いを十分にした人か,滅菌した手袋をつけた人です.

使用後の手袋のはずし方

基本的に汚れた外側の面をいかにして触れずにはずすかを考えながら行いましょう．

① 片方の手で反対側の手袋をむき

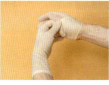
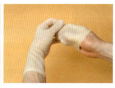

② むいた手袋でもう片方の手袋をむきつつ汚れた面を包み込みます

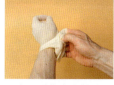
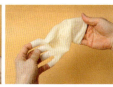

③ 両方の手袋を反転させて，すべて汚れていない面のほうを表に出し，ひとかたまりにして捨てます

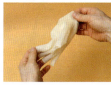
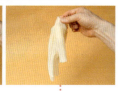

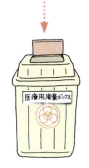

外科用ガウンの取扱い

装着の手順

1. 介助者がガウンの外袋をめくり，中袋を Dr. が引き出しやすいようにします（実際は机の上などにおかず空中で行います）

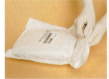 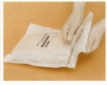 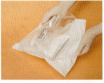

2. Dr. が中袋を取出し，中袋の包みを開けてガウンを露出させます

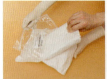 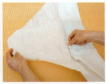 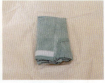

3. ガウンのえりの端を持ち上げて，空中でほぐします

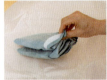 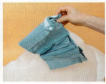 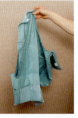

4. 全体にほぐれたら上のひもを持ち，一方の端をお互いの手が触れないように介助者に手渡し，片方のそでに腕を通します

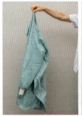 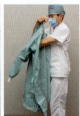 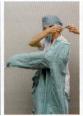 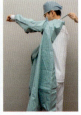

CHAPTER 5 診療前・後に行う準備と管理の知識

5. もう一方のひもを手渡します．介助者は，Dr.の背中側で上のひもをしばります

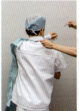
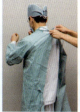
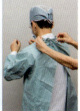

6. 背筋のしわをのばして下のひもをしばります

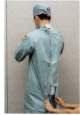
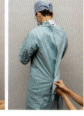
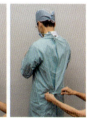

7. 装着完了です

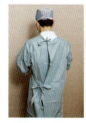
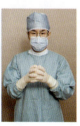

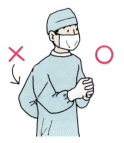

※外科用ガウンを着たら，手は必ず体の前に位置しておきます．清潔度を保つため手を後ろにまわしてはいけません

使用後の手袋のはずし方とガウンの脱ぎ方

① 介助者は後ろの上下のひもをほどきます

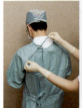
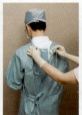
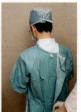

② 清潔な面を常に保ちつつ一方の手袋をめくり

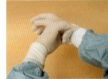
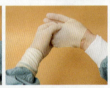
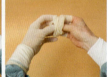

③ 他方の手袋で，最初に脱がしたほうの手袋を包み込むようにして

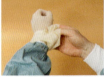
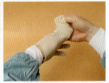

④ 両方の手袋をまとめて廃棄します

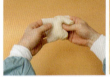
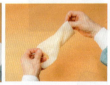
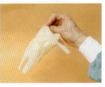

⑤ 手袋でカバーしていたそで口の一方をつまんでずらし

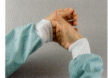
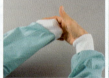
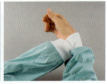

CHAPTER 5　診療前・後に行う準備と管理の知識

6 内側をつかんだままもう一方のそで口を手からずらし，介助者がよごれた側を触らないようにして

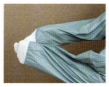
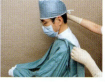
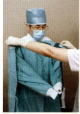

7 反転させて廃棄します

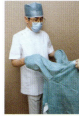
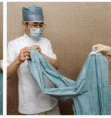
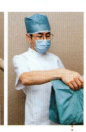

廃棄ボックスへ

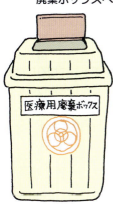

5　滅菌袋・滅菌手袋・ガウンの取扱い

CHAPTER 6 アシスタント業務に必要な基本技術と知識

1 バキューム操作

バキュームには大きく分けて3つの目的があり，水，唾液，切削片の吸引のほかに，臭気の吸引，舌・口唇の排除などに使用します

使用目的

①水，唾液，切削片を吸引する．
②舌や口唇，頰粘膜を排除し，術者の視野を確保する．
③電気メス使用時や，臭気を放つ薬品を扱う際の臭いの吸引に使用する．

操作方法（立位で行う場合）

原則として右手で持ちます（把持）
・把持方法　曲：パームグリップ（握り持ち）
　　　　　　直：ペングリップ
・チップの切り口は効果的に吸引できる方向を考えて術野を妨げないように操作します．
・吸引する場所によってチップの切り口の方向を常に調整するよう心がけましょう．

○

×

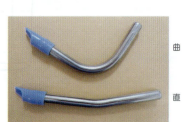

バキュームの形状

曲

直

CHAPTER 6 アシスタント業務に必要な基本技術と知識

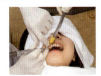
上顎右側

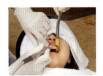
上顎左側

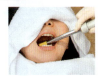
下顎右側

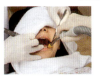
下顎左側

1 バキューム操作

それぞれのバキュームチップ（黄色の部分）の切り口の方向は常に歯列側に向いていることに注目！！

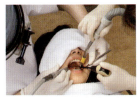
スリーウェイシリンジを使用する場合は，シリンジを左手で持ち操作

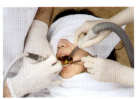
右下の治療で，舌が邪魔なときは，介助者がミラーで舌を圧排しつつバキューム

■良い例

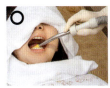
基本的なペングリップによる把持法（持ち方）

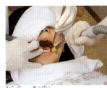
頬部を圧排して（どけて）吸引する場合のパームグリップ（握り持ち）による把持法

■悪い例

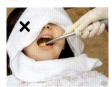
バキュームを手のひらで持つ方法．この持ち方は引くよりも"差し込む"方向に力が入りがちなため，危ない持ち方である

77

2 スリーウェイシリンジの操作

水，エアー，混合（スプレー）の3つの顔をもつ便利器具です

使用目的

スプレー：水とエアを同時に出し，霧吹き状にすること．おもに洗浄，冷却を目的としています

エアー：乾燥や唾液を飛ばすなど，術野をよく見えるようにすることを目的としています

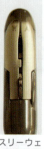

スリーウェイシリンジの例

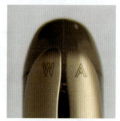

レバー部拡大
（モリタ製作所のスリーウェイシリンジ）

操作方法

レバーは親指の腹の部分で操作します
- Ⓦを押すと：注水（WATER）
- Ⓐを押すと：エアー（AIR）
- ⓌとⒶを同時に押すと霧状の混合スプレー

スプレーを出すとき

一気にⓌとⒶを押さずに，Ⓦを少し先に押し，次にⒶのレバーを押して強さを調節しましょう！

スプレーを出すときは，水のはね返りを予想してバキュームの位置を決めます．

CHAPTER 6 アシスタント業務に必要な基本技術と知識

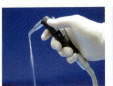
水
(写真はモリタ製作所のシリンジ)

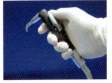
エアー

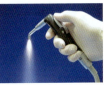
スプレー
(水・エアの両方を押して霧状とする)

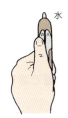
水

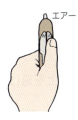
エアー

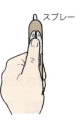
スプレー

ボタンの押し方
(日本のメーカーのスリーウェイシリンジ．カボなどの外国製品では水とエアーの位置が反対の場合もある)

2 スリーウェイシリンジの操作

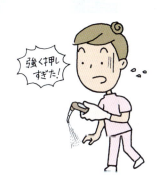

③ 器具の手渡し

臨機応変に対応できるようにしましょう

器具の手渡しの注意点

- 患者さんの顔の上で行ってはいけません．
- 術者が口腔内から目を離さないですむように手渡します．
- ピンセットやエキスプローラー（探針）等は，使用部位（上顎・下顎）を考慮し，術者が受け取る方向，術者の次の動作などを考えたうえで手渡します．

■良い例：患者さんの顔の上を避けた位置で渡す

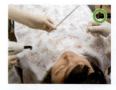 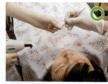 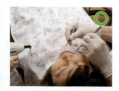

■悪い例：患者さんの顔の上で渡す

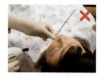 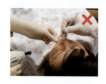 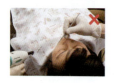

歯科で使用する器具は先のとがったものが多く，万一顔に落としたら危険です．そのため，患者さんの顔の上を避けて受け渡しをするのが原則です．

CHAPTER 6　アシスタント業務に必要な基本技術と知識

■ Dr. 側からの受け渡し：根管治療中の貼薬，仮封などを行うときに使用するポジション

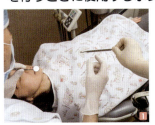

1 Dr. が振り向かなくても手を出したら……

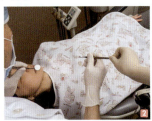

2 アシスタントは Dr. が器具を持ちかえなくてすむように先生の手の中にしっかり力を加えて器具を渡す

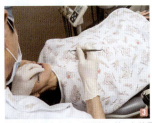

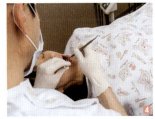

3 4 渡したとき Dr. が最初に持った位置でそのまま治療が続けられるのが理想的

手渡したあと Dr. が「しゃくとりむし」のように手の中で器具を持ちかえていたら，それは正しい位置の渡し方ではありません．

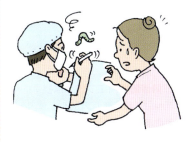

●フォアハンドシステム等，または医院での独自の方法がある場合は余白に記入しましょう．

81

4 X線写真撮影

X線写真は，診療の重要な資料です．患者さんの負担が少なく，明瞭な写真が撮影できるようにしましょう！

デンタルX線写真撮影時の介助

手順

1. X線撮影室へ患者さんを誘導し，Dr.に撮影部位を確認します．

2. 撮影時間（撮影部位に合わせる）をセットします．

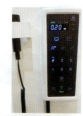

3. 患者さんの頭部が安定するよう位置決めをします．

4. X線撮影用フィルムまたはイメージングプレート（IP）などを患者さんの口腔内に入れ，撮影部位に位置づけます．フィルムホルダーを使用する場合は，そのホルダーの位置づけどおり行います．

放射線防護用エプロンは基本的に必要ありません

歯科用X線防護エプロンは，体内を通過する散乱線を防護することはできません．さらに，パノラマ撮影や歯科用CTの場合は物理的に撮影を妨げることにもなります．このような理由から，歯科用X線撮影では，防護エプロンは患者さんの心理的心配を静めるためには推奨されていますが，使用の有無にかかわらず，大きな変化はないことが明らかになっています．

(日本歯科放射線学会防護委員会：歯科エックス線撮影における防護エプロン使用についての指針-2015年9月　より引用改変)

安心感

CHAPTER 6　アシスタント業務に必要な基本技術と知識

5️⃣ 照射筒（コーン）を位置づけます．その際，不安定にならないように，コーンの先端を押さえながら，両手を使って合わせます．

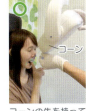

コーン

X線撮影装置の本体のみを図のように持って合わせようとしても，コーンの先端の位置を思うように決めることはできません

コーンの先を持って合わせると，コーンの先を患者さんの顔に触れさせることなく，すばやく位置決めができます

6️⃣ アシスタントまたはDr.は撮影室から退出し，Dr.がスイッチを押します．

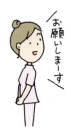

お願いしまーす

7️⃣ 撮影終了後，患者さんの口腔内からフィルムまたはイメージングプレート（IP）などを取り出します．
患者さんには，診療室のチェアに戻ってもらうか，待合室で待ってもらうよう伝えます．

8️⃣ イメージングプレートまたはフィルムをアルコール綿などで清拭してから，スキャナで取り込んだり，現像したりします．

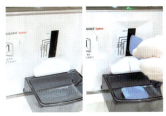

■フィルムの位置づけ

デンタルＸ線撮影で使用するフィルムには，表裏判別マーク(「。」)が付いています．位置付けの際は確認して，表裏逆にならないように注意しましょう．

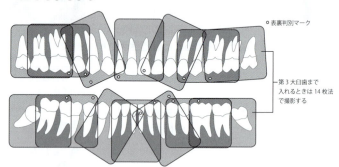

・表裏判別マーク

第3大臼歯まで入れるときは14枚法で撮影する

ホルダーを使用する場合はホルダーのつけ方に準じます．その場合は $\frac{3\mid3}{3\mid3}$ のフィルムの位置付けはもう少し咬合面に直角になります．

■その他

デンタル10枚法（D×10）：基本的なデンタル撮影法

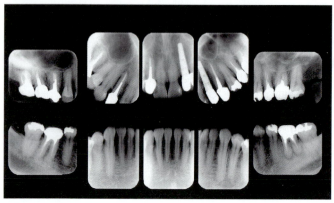

デンタル14枚法（D×14）：第3大臼歯まで入れるときは14枚法で撮影します．

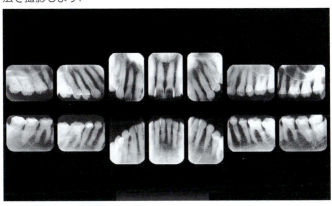

パノラマX線：顎関節や下顎骨や上顎洞も観察できます．
（詳しくはp.44，45を参考としてください）

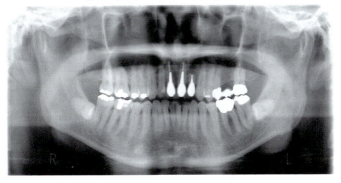

パノラマＸ線写真撮影の介助

手順

1. 患者さんをＸ線撮影室に誘導します．

2. 所定の位置に立ってもらいます（または座ってもらいます）．義歯,眼鏡,イヤリング,金属の髪留めなどはＸ線写真に写ってしまうので，はずしてもらいます．

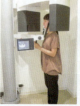 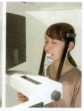

3. インサイザルガイドとなるものを軽く前歯で咬んでもらいます．**レーザー測光をしている場合があるのでインサイザルガイドはメーカー指定のものを使用するようにしましょう**（無歯顎の患者さんの場合は，軽く丸めたティッシュペーパーなどで行います）．

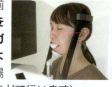

4. 患者さんの顎をチンレストに正しく乗せ，まっすぐに位置づけしてもらいます．両手で握り用の取っ手をつかんでもらいます．

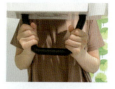

5. 各装置に付いている位置決め設定を行います．顎が前に出過ぎないように横から見て顔がまっすぐになっているか注意して位置決めします．基準面は各装置のマニュアルに従います．

CHAPTER 6 アシスタント業務に必要な基本技術と知識

❻「機械がぐるっと回りますので，顔を動かさないようにしてください」と患者さんに伝え，介助者は撮影室から退室し，ドアを閉めます．
※患者さんの肩に撮影装置が当たりそうなときは「肩は動かしても構いませんが頭は動かさないでください」と補足説明をしておきましょう．

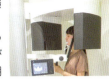

❼ Dr. に「お願いします」と声かけしてスイッチを押してもらいます．

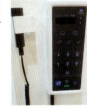
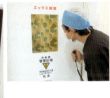

❽ 撮影終了後は，頭部位置づけの装置を解除して，患者さんにそのまま後ろに下がってもらいます．インサイザルガイドを取り出してもらいます．
患者さんには，診療室のチェアに戻るか待合室で待ってもらうよう伝えます．

❾ 機械のリセットボタンを押し，その後データの取り込み操作をします．

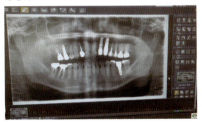

4 X線写真撮影

自動現像機の操作と管理

代表的なX線写真自動現像機の例

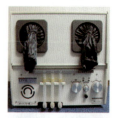

一回の使用が終わったら前面のスライドを開けて湿気を抜いておきます

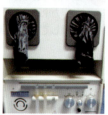

翌日の朝,水を抜いて新しい水洗用の水に入れ替えします
注意:フィルムにゼラチン様の物質が含まれているため,次の日の朝に水を交換するのがベストといわれています

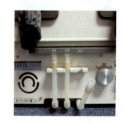

撮影失敗の対処法
パノラマ,デンタルとも下記のような解説本を参考にしてください

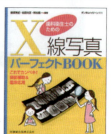

「X線写真パーフェクトブック」(医歯薬出版)

CHAPTER 6　アシスタント業務に必要な基本技術と知識

わたしの
歯科医院
では？

4

X線写真撮影

歯科用 CT 撮影手順

1 撮影前準備
電源スイッチを入れる
患者さんの ID から，患者さんリストをよび出し表示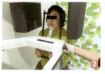
撮影条件を CT モードとする
開閉ノブを操作して側頭部の押さえを開いておく
バイトブロックや鼻下点レストをセットしてレスト部にカバーをかけておく
CT の基本は座って行う

2 患者さんの導入
イヤリングやメガネなどをはずしてもらう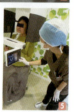
患者さんを導入してしてイスに座ってもらいレスト部品と装置の高さを合わせる
（基本的に CT は患者さんが動くと画像に大きく影響するのでイスに座っての撮影を原則とする）
顎をひいてもらい眼窩下縁と外耳孔上縁を水平にする
肩の力を抜いて下げてもらいハンドルに親指を軽くかけてにぎってもらう

3 ビームの位置を合わせる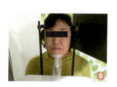

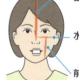

- 正中ビーム ▶ 正中矢状面
- 水平ビーム ▶ 眼窩下縁と外耳孔上縁
- 前後ビーム ▶ 3 遠心面

CHAPTER 6 アシスタント業務に必要な基本技術と知識

4 側頭の高さを調節して開閉ノブを回して
側頭部をしっかり押さえる **7**

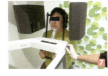

5 2方向スカウト撮影 **8**

6 撮影位置を指定

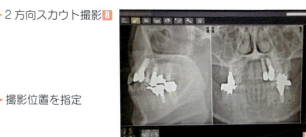

7 ビーム位置を確認してX線撮影室の外に出る

8 撮影
静止状態を確認してから撮影ボタンを押し続けると
アームが回り，オルゴール音が鳴りながら撮影

9 撮影終了（オルゴール音が止まる）

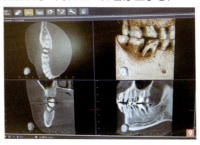

10 患者さんの退出
側頭の押さえを緩めて患者さんに退出してもらう

（モリタ X800 クイックガイド CT より引用改変）

5 麻酔時の補助

患者さんにとって，歯科治療のなかでもとくにつらい治療行為の一つが，麻酔をされることでしょう．少しでも負担を軽減できるような補助をしましょう

麻酔法の種類

■方法による分類

右のように分類されます

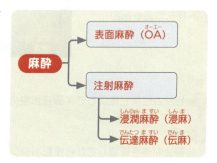

表面麻酔法（OA） (p.233 参照)

　麻酔針刺入による痛みを軽くさせるために，ゼリー状の表面麻酔薬を綿球などに付けて粘膜面に 1～2 分直接塗布する方法です．浸麻を指示されたらまず OA を準備しなければなりません．

表面麻酔薬の例：
ジンジカインゲル® A，
ビーゾカイン歯科用
ゼリー 20% B (p.233
参照)，
キシロカインゼリー®
2% C，
キシロカイン®ポンプ
スプレー D
など．

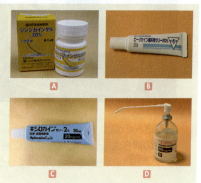

注射麻酔

■浸潤麻酔法（浸麻）

浸麻は歯科で最もよく使われる麻酔法です．麻酔を効かせたい部分にのみ注射で薬液を刺入する方法で，効果は 30 分～１時間程度です．注射器のピストンを押す部分は刺入後押すだけ（引くことはない）なので，レバー部は T 字型，リング型のどちらでも使用できます．

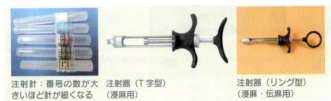

注射針：番号の数が大きいほど針が細くなる　　注射器（T 字型）（浸麻用）　　注射器（リング型）（浸麻・伝麻用）

■伝達麻酔法（伝麻）

おもに下顎孔などの神経の元部分に麻酔薬を刺入し，広範囲に麻酔を効かせる方法で，作用時間も長く，2～3 時間はしびれています．

薬液が太い血管のなかに入っていないことを確認するために，刺入後に注射器のピストンを引くので，ピストンの先にはカートリッジのゴムに入り込む鉤またはスクリューがあり，親指のかかる部分はリング状になっているものを使用するのが普通です．深い部位に注射するので，針の大きさも太くかつ長くなっています．

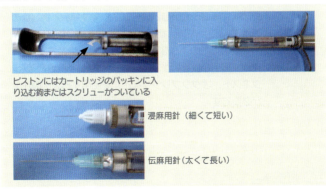

ピストンにはカートリッジのパッキンに入り込む鉤またはスクリューがついている

浸麻用針（細くて短い）

伝麻用針（太くて長い）

■局所麻酔薬の種類

リドカイン製剤:歯科用キシロカイン®,オーラ注歯科用カートリッジ®,キシレステシン®など
塩酸メピバカイン製剤:カルボカインEF®など
塩酸プロピトカイン製剤:歯科用シタネスト®など

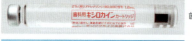
歯科用キシロカイン® 1.8mL

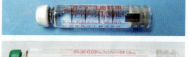
オーラ注歯科用カートリッジ 1.0mL

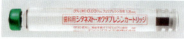
歯科用シタネスト 1.8mL

血管収縮剤の種類と使用上の注意点

血管収縮剤の種類にはエピネフリン,ノルエピネフリンなどがあります.
歯科用局所麻酔薬に血管収縮剤が添加されているのは
・血管収縮剤添加により,麻酔効果時間が延長される
・出血量が減少される
などの効果があるからです
エピネフリン,ノルエピネフリンは甲状腺機能亢進症,糖尿病,高血圧症,動脈硬化症,心室性頻脈,狭心症の患者さんに用いると,症状を悪化させる場合があります.そのため,このような疾患をもっている患者さんには,血管収縮剤が少ないか,添加されていない局所麻酔薬(シタネスト,オクタプレシンなど)を使用するなどの注意が必要です.

CHAPTER 6 アシスタント業務に必要な基本技術と知識

■電動注射器

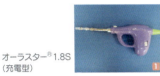, 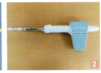のようなものがある．セットの仕方はそれぞれの器材のマニュアルに従います

オーラスター®1.8S
（充電型）

オーラスター®1.8ST（電池で稼働）

5 麻酔時の補助

セットの手順

オーラスター® の場合

① 専用ケースにカートリッジをセット ①

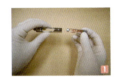

② ケースごと本体に取付けます ② ③

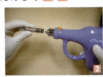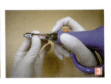

③ 注射針とキャップをしたまま，ねじ入れるようにします ④ ⑤

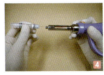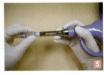

④ セット完了 ⑥

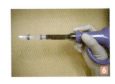

95

浸麻の指示が出たら

カートリッジ注射器セットの手順

1 OA（表面麻酔）を用意する
直径 8mm ほどのやや硬めに作った綿球に表面麻酔をつけてトレーの端に準備する．患者さんに OA を効かせている間にカートリッジを準備する

2 使用する麻酔薬の種類を確認し（キシロカインかシタネストか，など），カートリッジをアルコール綿で清拭します **1**

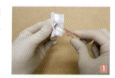

3 カートリッジ注射器のピストン部を引き，カートリッジを入れます **2**

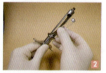

4 ディスポーザブル注射針をキャップ（短いほう）をはずし **3**，注射針を注射器にセットします（このとき誤って指を刺さないよう注意しましょう） **4 5 6**

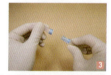

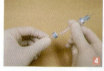 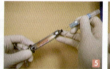 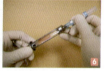

5 ピストン部分，うしろのネジがゆるんでないか必ず確認し，しっかり締めます **7**
準備完了 **8**

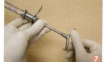 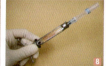

CHAPTER 6　アシスタント業務に必要な基本技術と知識

後始末

❶ キャップが付いていない場合は，指を針で刺さないようキャップを針ですくうようにして，針先がキャップに入ったら長いほうのキャップを付けます 9, 10

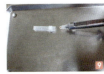 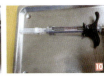

❷ 長いキャップをしっかり付けたら注射器からはずし 11, 12

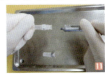 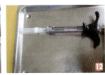

❸ 所定の場所に処分します．カートリッジも再使用せず，必ず処分します 13, 14

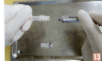 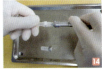

❹ 廃棄 15, 16

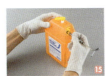 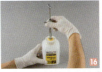 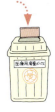

廃棄する場合はリキャップせずに針を注射器からはずすのが理想です

※厚生労働省は廃棄の場合のリキャップは避けるよう指導しています
しかし診療中はトレー内の注射器にキャップをしないでいると指を刺す可能性が高くなりますので事実上リキャップをしないとかえって術者の危険性が増すことになります

6 タービン／コントラハンドピースとバーの種類

歯科用の切削器具は大きく分けて3種類あります．その3種のなかでもバリエーションがあるので，間違わないようにしっかりおぼえましょう

回転切削器具の分類とバーの対応

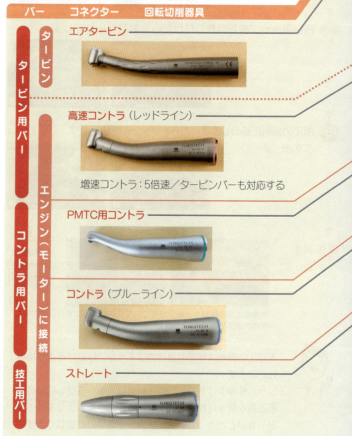

増速コントラ：5倍速／タービンバーも対応する

CHAPTER 6 アシスタント業務に必要な基本技術と知識

対応するバー

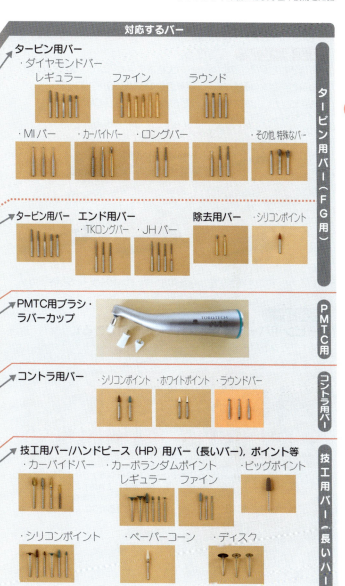

タービン用バー
・ダイヤモンドバー
　レギュラー　　ファイン　　ラウンド
・MIバー　・カーバイトバー　・ロングバー　・その他,特殊なバー

タービン用バー　エンド用バー
　　　　　　　・TKロングバー　・JHバー
除去用バー　・シリコンポイント

PMTC用ブラシ・ラバーカップ

コントラ用バー　・シリコンポイント　・ホワイトポイント　・ラウンドバー

技工用バー/ハンドピース(HP)用バー(長いバー),ポイント等
・カーバイドバー　・カーボランダムポイント　・ビッグポイント
　　　　　　　　　　レギュラー　ファイン
・シリコンポイント　・ペーパーコーン　・ディスク

タービン用バー（FG用）

PMTC用

コントラ用バー

技工用バー（長いバー）

タービン/コントラハンドピースとバーの種類

タービン

エアタービン 歯を削る.

市販されているものはヘッドの大きさにより，大小，または大中小の3種類程度の種類がある．回転数は1分間に30～35万回転くらいと高回転だが，エアで回転を与えるため，トルク（回転力）はない．

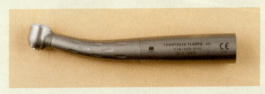

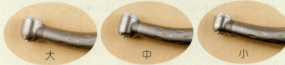

ヘッドの大きさ：左から大中小．（ツインパワータービン® 〈モリタ〉）

使用バー

タービン用バー（高速コントラにも使用できる）

・ダイヤモンドバー

レギュラー

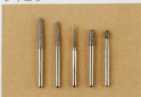

ファイン*

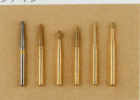

ラウンド：先が球状のバー

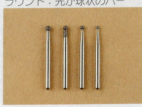

*ファイン：レギュラーより目が細かい．全体に金色のものや，ラインが入っているものもあり，レギュラーと区別できるようになっている．

CHAPTER 6 アシスタント業務に必要な基本技術と知識

・MIバー
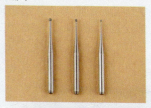

・カーバイドバー
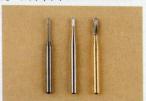

・ロングバー：歯内処置やコア除去などに使用するバー
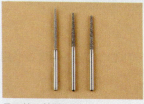

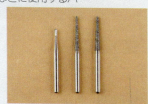

・その他，特殊なバー
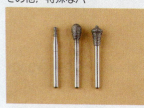

咬合面を削るなど

 自院で使う器具のメモ・写真などを貼りましょう

※カーバイドバーとエアタービンの相性はよくありません．
タービンの小はバーの把持力が低いため，金属冠などの削除時に
バーがはずれてくることがあります．
#330などのカーバイドバーのベストマッチはタービン大です．

6 タービン/コントラハンドピースとバーの種類

エンジン

高速コントラ　歯を削る，根の治療に使用する．

エアタービンと同じバーを使用する．回転数は，1分間に約20万回転と，タービンより低いが，モーターで回すためトルク（回転力）がある．

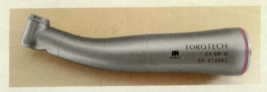

使用バー

・タービン用バー

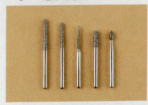

・TKロングバー（エンド用バー）

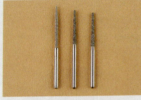

・JHバーなど（エンド用バー）

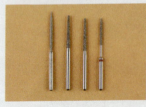

・カーバイドバー（#330）

・FG用

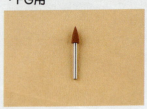

シリコンポイント（茶）エアタービン，4，5倍速コントラに使用できる．

CHAPTER 6 アシスタント業務に必要な基本技術と知識

コントラ　むし歯の処置，根の治療，充塡物の研磨など．

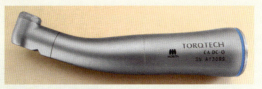

使用バー　コントラ用バー　※おしりの部分に溝（ロック）がある
・シリコンポイント・ホワイトポイント（コントラ用）・ラウンドバー

※コントラにつくポリッシングブラシもある

 おしりの部分の溝（ロック）

PMTC用コントラ　コントラより低速回転で，ポリッシングができる専用コントラ．

歯根・歯面の研磨・PMTC用ブラシやラバーカップが直接付けられる．

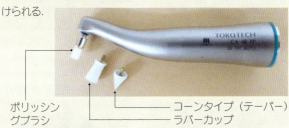

ポリッシングブラシ
コーンタイプ（テーパー）
ラバーカップ

使用バー　PMTC用ブラシ・ラバーカップなど PMTC用コントラ専用のもの

エンジン

ストレート
技工用の長いハンドピース用バーのみを使用する．

太さはコントラ用バーと同じで，軸が長くおしりの部分にロック用の溝はない．

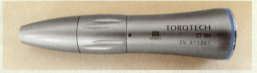

使用バー　技工用バー，ハンドピース用バー，ポイント等

・技工用カーバイトバー

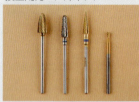

・カーボランダムポイント
　レギュラー：粗仕上用

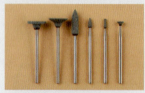

・シリコンポイント：茶＝粗仕上，青＝最終仕上

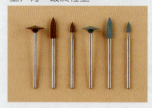

・ビッグポイント

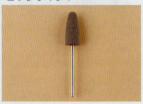

ファイン：細部の研磨用

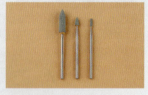

左から研磨順（カーボランダムポイント→ビッグポイント→茶色シリコン→青色シリコン）

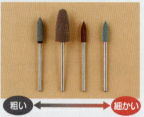

粗い　←→　細かい

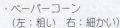

- ペーパーコーン
  (左：粗い　右：細かい)
- ディスク：左からレジンディスク，ダイヤモンドディスク（大，小）

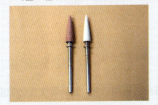
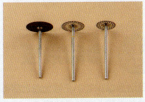

 自院で使う器具のメモ・写真などを貼りましょう

CHAPTER 7 歯科治療に関する知識 —処置と使用器材

1 歯周治療

歯周治療は家でいえば土台となる部分の治療です．歯科衛生士の力量が最も必要とされる治療の一つです

歯周病の原因

歯周病の主な原因はプラーク（歯垢）です．プラークは細菌の塊です．この細菌の出す毒素などによって歯肉が腫れ，歯周ポケットや歯槽骨の吸収が生じ歯周病となるのです．

歯周病の分類

歯周病		
歯肉炎	炎症は歯肉のみで歯槽骨の吸収はない（X線写真で確認できる変化はない）	軽度：プロービングで出血しないが，みた目の発赤（ほっせき）などがある 中等度：プロービングすると出血する 高度：何もしなくても血がにじむような歯肉
歯周炎	歯肉の炎症だけでなくX線写真で確認できる歯根周囲の歯槽骨の吸収がある	**慢性歯周炎** 局所：一部分の歯周炎 全顎：全顎にわたる歯槽骨の吸収があるもの **侵襲性歯周炎**（しんしゅうせい）（若年性歯周炎） ┌**限局型**：16歳前後の若年者に発症し，上下とも前歯，第1大臼歯を中心とした左右対称の骨吸収がある．全身的な疾患はない． └**広範型**：全身的に病気がなくても若くして（30歳以下で）すべての歯に高度な骨吸収がある．自然脱落していることもある

歯肉の病的所見

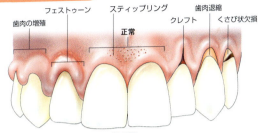

歯肉の正常所見と病的所見の模式図

正常な歯肉：健康な歯間は歯と歯の間を鋭く尖った形の引き締まったピンク色の歯肉が埋めています

歯 肉 炎：歯肉は腫れて赤く変色し，歯ブラシでさわっただけでも血が出てくる状態となります

歯槽骨吸収の分類

歯槽骨の吸収の分類

水平型	垂直型
隣接する歯のセメントエナメル境（CEJ）を結ぶラインを基準とし，このラインに平行な吸収をいう（b）	基準ラインから根尖方向に向かうくさび状の骨欠損をいう（c）

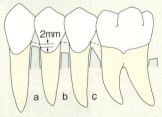

歯槽骨の吸収
a：正常
b：水平型の吸収
c：垂直型の吸収

歯槽骨の吸収は，隣在歯間のCEJを結ぶラインを基準としている．この基準線と平行で，その距離が2mm以内であれば正常（図a）．
基準線と平行でその距離が2mm以上の場合，水平型骨吸収（図b）．
基準線よりもいずれかの歯根方向へ骨レベルが傾斜したときが垂直型骨吸収（図c）．

歯周病の進行

炎症の段階

健康で正常な歯周組織
- 歯肉はピンク色で引き締まっている
- 歯間部歯肉は鋭くとがっており，ブラッシングで出血したりしない

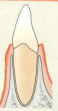

歯肉炎
- ブラッシングで出血する
- 歯肉が発赤し，腫れてブヨブヨしている
- 歯肉の退縮はない

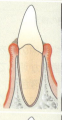 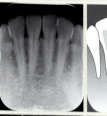

軽度の歯周炎
- プロービングデプス3mm以下または，歯槽骨吸収が30%以内

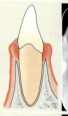 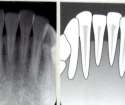

中等度の歯周炎
- プロービングデプス4〜6mmまたは，歯槽骨吸収が30〜50%程度

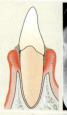 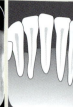

重度の歯周炎
- プロービングデプス7mm以上または，歯槽骨吸収度の程度が半分以上

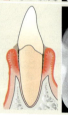 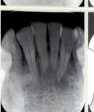

治療法

- ブラッシング

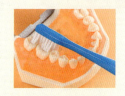

- ブラッシング
- フロスの使用
- スケーリング

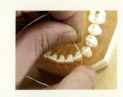

- ブラッシング
- フロス，歯間ブラシ
- スケーリング
- ルートプレーニング
- 歯周ポケット掻爬（Pcur）

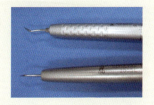

- スケーリング
- フロス，歯間ブラシ，ラバーチップの使用
- ルートプレーニング
- 歯周ポケット掻爬
- 歯肉切除（GEct）
- フラップ手術（FOP）

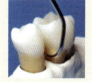

- スケーリング
- フロス，歯間ブラシ，ラバーチップの使用
- ルートプレーニング
- 歯周ポケット掻爬
- フラップ手術
- 抜歯

歯周治療（歯科治療）の流れ

1 診査・診断・治療計画

- 基本検査／精密検査

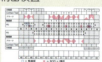

緊急処置
切開
投薬
抜髄など

- 口腔内写真

- X線
  パノラマ

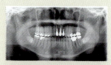

D×10

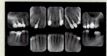

D×14

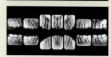

2 歯周基本治療（初期治療）

- 口腔清掃指導（TBI）
- スケーリング（Sc）
- ルートプレーニング（Rp）
- 暫間固定（T-Fix）
- 齲蝕歯の処置
- 根管治療
- 抜歯（Ext）
- MTM（小矯正）
- 咬合調整

3 再評価

基本検査
精密検査

4 歯周外科処置

- 歯周ポケット搔爬
- 歯肉切除
- フラップ手術
  　　　　　　など

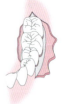

CHAPTER 7　歯科治療に関する知識―処置と使用器材

⑤　再評価　基本検査
精密検査

⑥　補綴処置
- クラウン（Cr，MC）
- ブリッジ（Br）
- 局部床義歯（PD）
- 全部床義歯（総義歯/FD）

⑦　メインテナンス　SPT：サポーティブペリオドンタルセラピー

1 歯周治療

用語と意味

口腔清掃指導（TBI：Tooth Brushing Instruction）
- ブラッシング指導

口腔衛生指導（OHI：Oral Hygiene Instruction）
- 患者さんの食習慣や生活習慣を含んだ健康のための総合的指導（プラークコントロールのインデックスである OHI とは異なる）

スケーリング（Sc：Scaling　保険用語：SC）
- 歯肉縁上，縁下を問わず，歯面からプラークと歯石を除去することで根面を構成するセメント質などは除去しない.

ルートプレーニング（Rp：Root planing　保険用語：SRP）
- 根面に沈着した歯石や壊死セメント質などを除去し，滑沢でクリーンな歯面を作ること.

PMTC（Professional Mechanical Tooth Cleaning）
- 歯科衛生士，歯科医師による機械的歯面清掃のことで手用スケーラーや超音波スケーラー，エアスケーラー，ラバーカップ，ポリッシングブラシなどを使用する.

サポーティブペリオドンタルセラピー（SPT：Supportive Periodontal Therapy）
- 歯周治療終了後歯周組織を長期に安定させるための処置で保険用語にもなっているが，本来はメインテナンスと同義語

111

歯周病検査

歯周病の診断,治療計画の立案,治療方針の決定等に際して行う検査です.保険診療では,歯周基本検査,歯周精密検査があります.

■歯周ポケット測定(プロービング,EPP)

プロービングとは歯周ポケットの測定のことで,歯周組織の破壊程度を知るもっとも有効な診査法です.保険用語では,「基本検査」「精密検査」などとよびます.

プローブを使用して調べた,歯周ポケットの深さの数値をプロービング値(プロービングデプス)といいます.

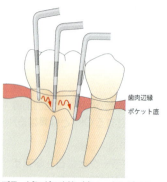

プロービングの方法(ウォーキングプロービング)
歯周ポケット内でプローブを上下させてポケット底を探りながら測定する.

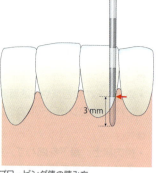

プロービング値の読み方
プローブが歯肉を斜めに横切っている場合は,大きな値のほうをプロービング値とする.本図の場合,目盛りが 3-3-2-3(mm)のプローブを用いており,測定値は 3mm(←部)と読む.

CHAPTER 7 歯科治療に関する知識—処置と使用器材

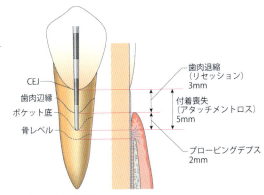

プロービングと付着の喪失
アタッチメントロス（付着の喪失）＝（歯周ポケットの深さ＋歯肉の退縮量）

1 歯周治療—歯周病検査

歯周（歯科）治療の流れ

歯周治療では次の流れを常に頭においておきましょう．

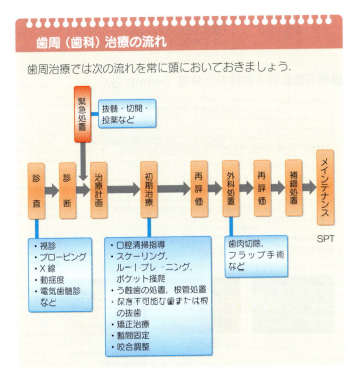

■プロービング時の出血(BOP)

　プロービング時の歯肉からの出血の有無を調べます．歯肉の炎症部位と程度がわかります．

■歯の動揺度

　Millerの歯の動揺度の分類を基本に確認します．

歯の動揺度（Millerの分類）

動揺度	所　見
0度：生理的動揺	・歯の動きをほとんど感じない
1度：軽度の動揺	・唇舌方向にわずか（0.2～1.0mm）動く ・生理的動揺よりもわずかに大きいと感じる
2度：中等度の動揺	・唇舌方向に中等度（1.0mm～2.0mm）動く ・近遠心方向にも動く
3度：重度の動揺	・唇舌方向に約2mm動く ・たて方向にも動く

■根分岐部病変の検査と分類(Hampら)

0	ファーケーションプローブが根分岐部に挿入できない
Ⅰ （軽度）	ファーケーションプローブの先端が根分岐部に挿入可能であるが3mmを超えないもの
Ⅱ （中等度）	ファーケーションプローブの先端が根分岐部に3mm以上挿入可能であるが他の入口と交通しないもの
Ⅲ （高度）	プローブの先端が他の分岐部の入口と交通するもの

（江澤庸博：一からわかるクリニカルペリオドントロジー，医歯薬出版，2001，107より引用）

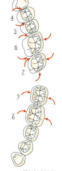

測定部位

ファーケーションプローブ

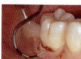

根分岐部の診査

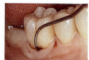

分岐部病変Ⅱ（水平方向に3mm以上入り他方に抜けない状態）

■プラークの付着状況

口腔清掃(プラークコントロール)の状態を，視診，探針を用いた触診やプラーク染め出し液で染め出した後，歯肉縁上プラークがあるかないかをプローブなどで擦過して確認します。

咬合状態等については，必要に応じて検査します。

■チャートの記入例と治療計画

上記の歯周組織検査の結果を記録したもので，患者さんの口腔内の状態が把握できます。

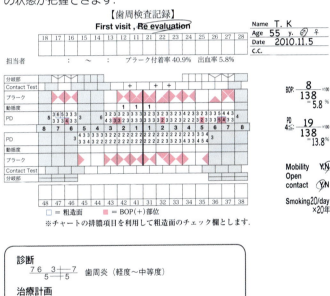

※チャートの排膿項目を利用して粗造面のチェック欄とします。

> **診断**
> 　7 6 ＿ 3 ＿ 7　歯周炎(軽度～中等度)
> 　　5　　5
>
> **治療計画**
> 1. TBI
> 2. 7 6 ＿ 3 ＿ 7　SRP
> 　　　5　　5
> 3. 再評価
> 4. 7 6 ＿ 3 4 ＿ 6 7　浸麻下のSRPまたはFOp
> 　　　5　　4 5
> 5. 再評価
> 6. メインテナンス1回/3M

この患者さんはヘビースモーカーのため，深いポケットがあるのに出血部位が少ないという，喫煙者に特徴的なチャート所見です。

> プラークコントロール―口腔清掃指導,スケーリング・ルートプレーニング

■プラークコントロール

歯面・歯肉に付着したプラーク(歯垢)を除去し,口腔内の細菌をコントロールすることです.
プラークコントロールは歯周治療の基本です.これが実行できなければ,歯周組織は改善されません!

●機械的プラークコントロール
歯ブラシやフロス,歯間ブラシなどによる機械的プラークコントロールがプラークコントロールの主流です.

①歯肉縁上のプラークコントロール
歯ブラシ,歯間ブラシ,ワンタフトブラシ,フロスなどを使用する方法です

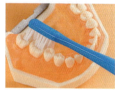
ブラッシング

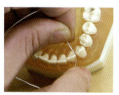
フロッシング

②歯肉縁下のプラークコントロール
スケーリング・ルートプレーニング(SRP),歯周外科処置

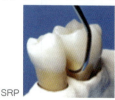
SRP

● 化学的プラークコントロール

洗口剤(リステリン®),抗菌薬の使用などによる方法です.
市販の洗口剤で最も効くとされているのがリステリンです.しかし,有効なのは歯肉炎までで,市販品で深いポケットに効く洗口剤はないのが現状です.

● その他（生物学的プラークコントロール,食事指導,禁煙指導）

プロバイオティクス(システマ歯科用オーラルヘルスタブレット＜乳酸菌製剤＞など),食事指導,禁煙指導などによるプラークコントロールです.

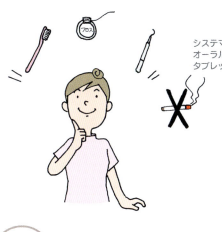

システマ歯科用
オーラルヘルス
タブレット

わたしの
歯科医院
では？

■口腔清掃指導等

●ブラッシングの方法─代表的なブラッシング法

①バス法：歯周病に対しては，最も一般的な方法です

　歯ブラシはペングリップで持ちます．

　歯ブラシの毛先を歯軸に対して45°の角度で歯肉溝に入るように当て，圧迫振動を加えながら前後的にこまかくやさしく動かします 1 2．

　前歯部の舌・口蓋側（歯の内側）では歯ブラシを縦に動かします 3．咬合面は別にブラッシングします．

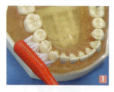 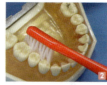 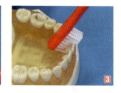

② 1歯ずつの縦磨き法

　歯ブラシを歯面に縦に当て，上下に動かし 1 歯ずつ磨く方法です．

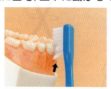

下顎は歯ブラシのカカト部分を使用する

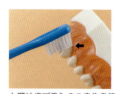 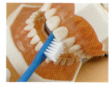 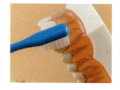

上顎は歯ブラシのつま先を使用する

③スクラッビング法

歯ブラシを歯面に直角に当て 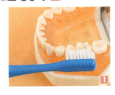，辺縁歯肉にも軽く接触させながら前後方向に小刻みに動かします．前歯部の舌・口蓋側では歯ブラシを斜めに当てます 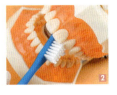．

④フォーンズ法：おもに子どもがパームグリップ（握り持ち）で行う方法です

咬み合わせた状態で歯ブラシを歯面に直角に当て 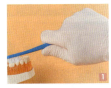，歯頸部を越えて大きく円を描きながら動かします 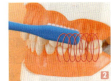（描円法）．舌・口蓋側（歯の内側）では歯肉を含めて前後にジグザグにブラッシングします 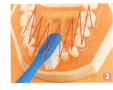（内側は描円法では行いません）．

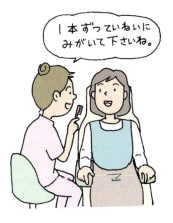

● 補助的清掃用具と使用法
① 歯間ブラシ
　歯と歯の間やブリッジ下面などの隣接面の清掃を目的とした小さなブラシで，太さ，形はさまざまなものがあります■．隣接面に挿入し前後に動かして操作します■ ■．

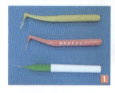
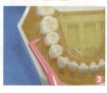
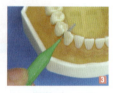

② フロス
　歯の隣接面の清掃を目的とした，縒りの少ない軟らかい糸．

　最も基本的なのはワックスなしのフロスですが，その他に，ワックス付きのフロス，水分を含むとふくらむフロスなどがあります■．

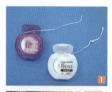

　ゆっくりと前後に動かしながら，歯と歯の間に通していき，歯の面に沿わせ，歯肉溝内まで入れ込みます■，■．その後歯冠側に向かって，歯面の付着物をこすり取るように動かします．

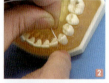

　下顎臼歯部では両手の人差指を主に使い，上顎臼歯部では両手の親指と人差指をコンビネーションさせて使用します．

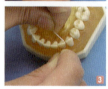

③ワンタフトブラシ

筆のように先だけにブラシがついていて，前歯部，臼歯部とも歯肉溝や歯間部にさし入れ，清掃する部分を直接ねらってブラッシングすることができます．

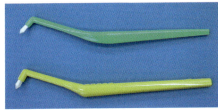

上：ピーキュア®（オーラルケア）
　プラウトに比べ，毛がやわらかく，長め
下：プラウト®（オーラルケア）

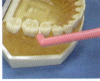
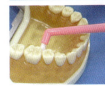

使用法

●その他の補助用具：ラバーチップ（歯間刺激子）

歯周外科治療後などに，歯間部の不整な歯肉形態をなおすことを目的とし，歯間部に差し入れて使用する器具です．ゴム（ラバー）製で，歯間部に入れやすいように円錐形となっています．歯間部歯肉に押し当てることで歯間部の歯肉を刺激し，歯肉の形を整えます．

清掃を目的とした器具ではないので，ブラッシング後に使用してもらいます．

市販されているラバーチップの種類はかなり少ないのが現状です．

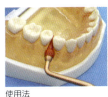

使用法

■スケーリング（Sc）・ルートプレーニング（Rp）

●使用する器具の種類

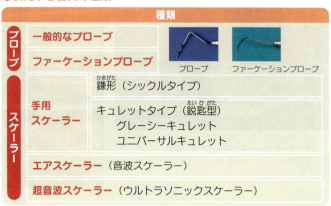

	種類	
プローブ	一般的なプローブ	
	ファーケーションプローブ	
スケーラー	手用スケーラー	鎌形（シックルタイプ）
		キュレットタイプ（鋭匙型） 　グレーシーキュレット 　ユニバーサルキュレット
	エアスケーラー（音波スケーラー）	
	超音波スケーラー（ウルトラソニックスケーラー）	

●手用スケーラー

鎌型（シックルタイプ）スケーラー

スケーラーの断面は三角形で，刃先はとがっています．刃がハンドルの一方にしかない片頭と，両端にある両頭のものがあります．

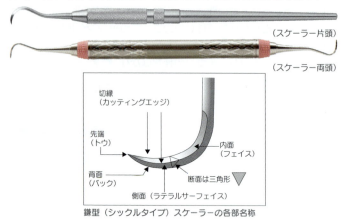

（スケーラー片頭）

（スケーラー両頭）

鎌型（シックルタイプ）スケーラーの各部名称

キュレットタイプ（鋭匙型）スケーラー

前歯部用から臼歯部用まで図のような種類があります．スケーラーの断面はカマボコ形で，刃先は船尾のように丸まっています．

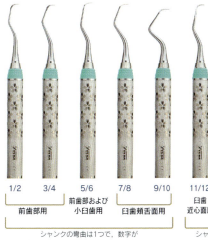

1/2	3/4	5/6	7/8	9/10	11/12	13/14
前歯部用		前歯部および小臼歯用	臼歯頬舌面用		臼歯近心面用	臼歯遠心面用

シャンクの彎曲は1つで，数字が大きくなるほど曲がりが強くなっている．

シャンクに2つの彎曲がある．

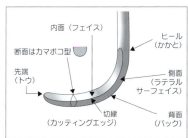

グレーシーキュレットの各部名称

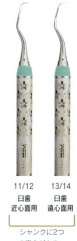

1 歯周治療—スケーリング・ルートプレーニング

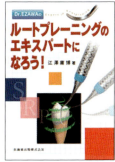

ルートプレーニングやシャープニングの詳しいやり方はこのようなテキストを参考にしてください．
（「ルートプレーニングのエキスパートになろう！」医歯薬出版）

123

●エアスケーラー（AS）

圧搾空気を利用して歯石を除去する装置です．エアタービンのコネクターに連結して使用します．通常 6,000Hz 程度の振動域が使用されています．

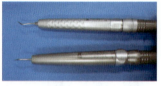

エアスケーラーのチップ
通常は超音波スケーラーのチップより細い
（KAVO ペリオチップ #8）

●超音波スケーラー（US）

超音波発生装置によって歯石除去を行う装置．通常 25,000〜40,000Hz の振動が使用されています．そのためチップはエアスケーラーより太めです．

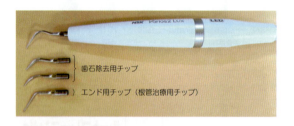

歯石除去用チップ
エンド用チップ（根管治療用チップ）

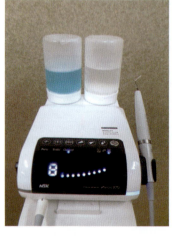

超音波スケーラーのハンドル，チップ本体の例
NSKVarios 970® （㈱ナカニシ）

●超音波スケーラーとエアスケーラーの比較

比較項目	超音波スケーラー（US）	エアスケーラー（AS）
術者の手指に伝わる根面の感覚	ASよりも歯根面に対する触知感覚に乏しい	**手指の感覚により近い**
操作性	ユニット組込型でない場合は悪い	**エアタービンと同様，ワンタッチで着脱できる**
チップの形状，材質	あまり細いものは使用できない	**細いものが使用できる（インプラント用などの細い樹脂製チップなど）**
ブラシが使用できるか？	できない	できる
パワー	**強い**	弱い
患者さんの不快症状	大きい（パワーの調整で減少できる）	少ない
心臓ペースメーカー等への影響	**影響のあるものがある**	影響なし
滅菌器の使用	できないものがある（最近発売されたものはほぼ可能）	**できる**
薬液注水下での同時使用	**できるものがある**	できない
価格	エアスケーラーの1〜1.5倍	**エアタービンとほぼ同額**

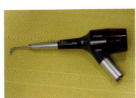 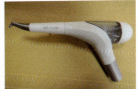

歯面清掃器の例（左：プロフィーフレックス4®，右：エアフローハンディ3.0®）
歯面の着色やヤニなどを粉末と水のスプレーによって除去する装置

歯周外科処置

歯周外科には歯周ポケット掻爬，フラップ手術，歯肉切除，歯肉歯槽粘膜手術などが含まれます．

■症例と適用処置

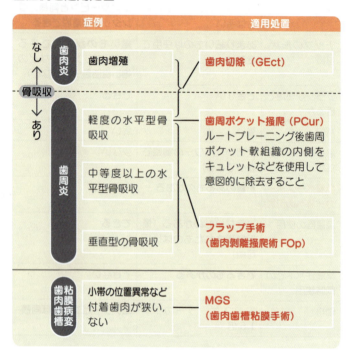

■歯周外科治療時に準備する器材

治療内容を想定して準備しましょう
①表面麻酔（OA）
②浸潤麻酔
③プローブ
④サージカルブレード（替刃）[1]
⑤ブレードホルダー[2]
⑥オルバンメス[3]
⑦歯肉剥離子[4]
⑧鎌型スケーラー[5]
⑨キュレット（鋭匙）型スケーラー[6]
⑩ティッシュプライヤー[7]
⑪ヘモスタット（止血鉗子）[8]

CHAPTER 7 歯科治療に関する知識—処置と使用器材

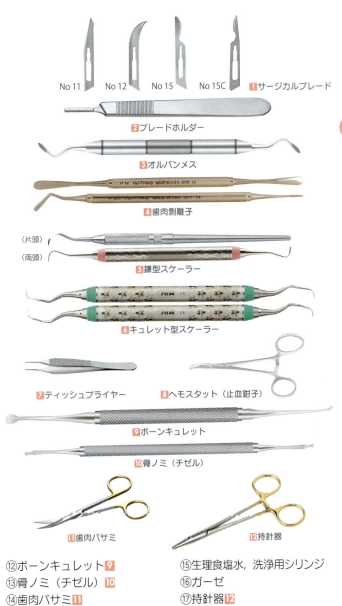

1 歯周治療—歯周外科処置

No 11　No 12　No 15　No 15C　**1** サージカルブレード

2 ブレードホルダー

3 オルバンメス

4 歯肉剝離子

(片頭)
(両頭)
5 鎌型スケーラー

6 キュレット型スケーラー

7 ティッシュプライヤー　　**8** ヘモスタット（止血鉗子）

9 ボーンキュレット

10 骨ノミ（チゼル）

11 歯肉バサミ　　**12** 持針器

⑫ボーンキュレット **9**
⑬骨ノミ（チゼル）**10**
⑭歯肉バサミ **11**

⑮生理食塩水，洗浄用シリンジ
⑯ガーゼ
⑰持針器 **12**
⑱縫合糸（p130）

127

■フラップ手術（歯肉剥離掻爬手術　FOp）

　フラップ手術は「明視野におけるルートプレーニング」が目的です．簡単に言うと「根面の歯石や壊死セメント質を直接目でみて除去するために歯肉を麻酔下で開いて行う方法」なのです．

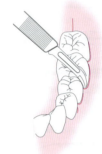

1　一次切開：遠心から歯軸に平行で，歯肉頂縁から歯槽骨頂縁に向けて切開を行う．
二次切開：一次切開後，歯肉溝内から二次切開を加える．

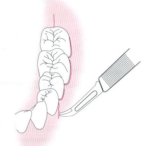

2　縦切開を行う場合は頬側のみに行い，粘膜側から歯間乳頭方向に切開する．

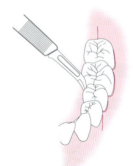

3　舌，口蓋側も同様に切開し，

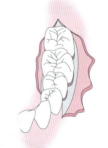

4　歯肉弁を歯間乳頭から剥離する．その後，肉芽を除去してから，骨内面の掻爬，根面のルートプレーニングを行う．

代表的なフラップ手術の模式図

■歯周ポケット掻爬（PCur）

ポケット掻爬は中等度程度の歯周ポケットがある場合に行われる方法です．やや深めのポケットに対して行うので麻酔が必ず必要です．

歯周ポケット掻爬の手術の流れ

① 表面麻酔（OA）

用意するもの
- 表面麻酔（OA）
- 浸潤麻酔（キシロカイン®など）
- スケーラー（キュレットタイプ）
- シリンジ
- 生理食塩水

② 浸麻（2％キシロカイン®など）

③ スケーリング，ルートプレーニング（１〜３）

ルートプレーニング
１：キュレットをポケット底まで挿入，
２，３：キュレットのブレードを正しく根面にあてルートプレーニング

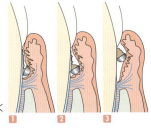

④ ポケット壁の掻爬（４，５）

鋭匙型スケーラー（キュレット）の刃をポケット壁に向け，歯肉外側を指でおさえて歯周ポケット内壁を底部から掻爬する．

この際，よく研磨したキュレットを，歯軸に対し横方向に動かす．

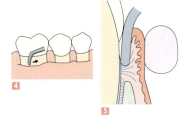

４，５：キュレットを横方向（水平方向）に動かし歯肉内壁の掻爬をする．

⑤ 掻爬後，根面と歯周ポケット内壁間に残存する肉芽を生理食塩水で洗浄除去する．

⑥ 縫合，またはコーパック®（ペリオドンタルパック）

■縫合糸の種類

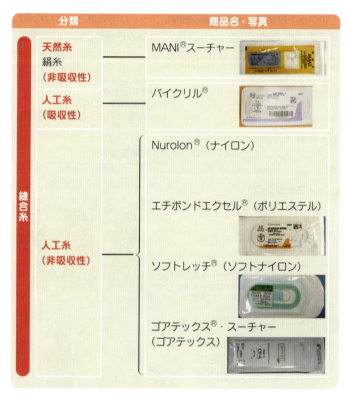

- 太さは数値で表される（4.0 シルクなど）．数字が大きくなるほど糸は細くなる．

  3.0　　　　4.0　　　　　5.0　　　　　6.0

  太い　　　　　　　　　　　　　　　　　細い

- 人工糸にはブレイド（編み線）とモノフィラメント（単線）がある．

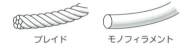

CHAPTER 7 歯科治療に関する知識―処置と使用器材

■縫合法の分類

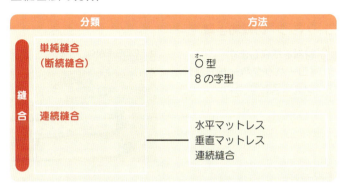

縫合の手順（単純縫合：O型の例）

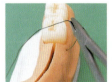

1 歯肉に対しなるべく針を直角に刺入する．斜めに刺入すると，歯肉中を薄く糸が通過するために歯肉が断裂しやすくなる．

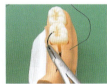

2 歯肉中から完全に針が出てくる前に，針の根本側で糸の接合部でない部分を軽く把持し糸を抜き出す．

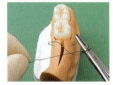

3 糸の後端を歯肉から抜いてしまわないよう右手で持った持針器に手前から2回巻きつけ，持針器の先で糸の後端をつかむ．

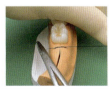

4 左手で持った糸を持針器から歯肉方向へ出して，2〜3cmの部分に持ちなおして歯肉面に沿わせてしっかりしめる．このとき，もしゆるむようなら介助者がプローブなどで縫い目をおさえる．

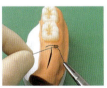

5 1度目のしまりをほどかないよう（引き上げたりしないよう）にしながら外科結びを完了させる．

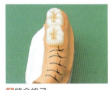

6 縫合終了．

131

■ コーパック® (ペリオドンタルパック)

コーパック® の練和手順

1. 材料を準備します
（コーパックハードアンドファースト®）

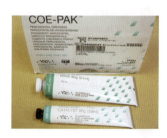

2. 太さは違うが同じ長さを練板に絞り出します

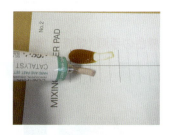

3. 2つのペーストを色が均一になるように手早く練和します

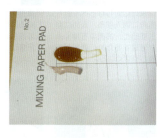

4. スパチュラ上に一塊としてまとめる．このとき練板にワセリンを用意します

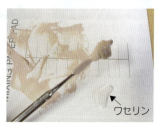

ワセリン

CHAPTER 7　歯科治療に関する知識―処置と使用器材

■歯周外科手術後の注意事項

歯周外科手術後の注意事項

1. 手術後は完全に止血したことを確かめてからお帰りを願っていますが、もし再び出血した場合は、清潔なガーゼか紅茶又は緑茶のパックを患部に当て、そのまま15分くらい噛んで下さい。それでも止血しない場合は御連絡下さい。

2. 刺激により出血、腫れ、痛みなどが起こることがありますので、当日は入浴、飲酒、激しい運動、強くつばをはくことはさけて安静を保って下さい。

3. 手術当日は患部を冷やした方が痛みや腫れをおさえられますので、冷やしたタオルや氷などを患部顔面に当て、10分間行ない、次の10分間は離し、ずっと冷やさずこれをくりかえして下さい。

4. 歯の周りに巻いてあるものをパックといいます。これは、歯肉の包帯のようなもので傷口を守り患部を固定しておくものですから、パックをはがすような硬い食べ物などはさけて下さい。少量のパックがはがれても傷口の痛みがなければ心配ありません。

5. 処方された薬は、指示通り服用して下さい。何か異常を感じたら飲むのをやめて下さい。

6. 手術後のブラッシングは患部以外は歯ブラシをていねいにして下さい。

おだいじに・・・

歯科医院名：
住所：
電話番号：

歯周外科手術後の患者さんには、口頭で注意事項を伝えるとともに、上記のようなパンフレットを一緒に渡すと、後から患者さん自身で確認ができます

2 セメントの練和

通常,粉と液を混ぜ合わせてセメントとしますが,ペースト・ペーストタイプやオートミックスタイプもあります

セメント(粉・液タイプ)の練和

手順

1 準備

セメント・計量スプーン・プラスチックスパチュラ・紙練板を準備します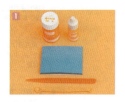.

2 計量

紙練板上に計量した粉末と液を出します.

- 粉は密度を均一にするため,ビンを回転させるか振って,粉をフワッとした感じにしてから計量します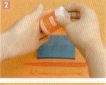.付属のスプーンで粉をすり切って計ります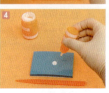.
- 液は紙練板に垂直に1滴ずつ垂らします(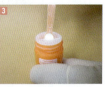 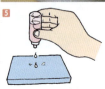).

CHAPTER 7　歯科治療に関する知識—処置と使用器材

3 練和

液に粉末を混ぜ，よくなじむように練和します．
セメントは粉末を2分割し，1/2ずつ液と混ぜ，なじみをみながら残りの粉末を加えていきます6．

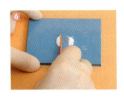

4 練りむらがなくなるように，一方向からだけでなく，いろいろな方向から垂直に交差するように練和し7，均一なペースト状に練っていきます8．
練りあがりの目安は紙練板からスパチュラで持ちあげたセメントがすぐに落ちずに糸を引く程度とします．
※仮着用の水硬性セメント（ハイボンド®テンポラリーセメントなど）は，この基準にあてはまらず，もっと軟らかく，さらっとした状態が練りあがりの目安です．

2　セメントの練和

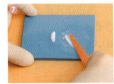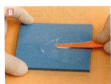

5 練和したセメントを，補綴物の内面にむらのないように1層入れます．
スパチュラで入れるのがむずかしいもの，クラウンなど内面の深いものの場合は充塡器や探針を使用して，気泡が入らないように入れます．

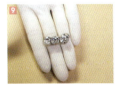

6 術者に渡す

術者が取りやすいように咬合面を上にして，紙練板または自分の手のひらにのせて渡します9．

135

ペースト・ペーストタイプのセメントの練和

手順

1 準 備
ペーストタイプセメント

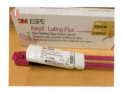

1

2 計 量
ペーストは2つセットになっています．それぞれのチューブから，同じ太さになるように，ペーストを練和用のパット上にゆっくり絞り出します 2 ．長さが決まったら，練板にディスペンサーを直角にして絞りきるようにします 3 ．

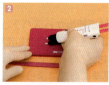 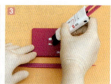

※2つのチューブの大きさは同じメーカーとそれぞれ違うメーカーがあります．

3 練 和
ペーストは色が違う場合がほとんどなので，色むらがなくなるまで，均一に，すばやく練和します 4 〜 7 ．
このとき，違う向きに直行する

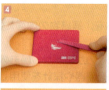 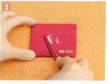
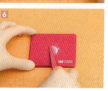 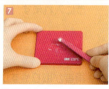

ように意識して練和すると，早く確実に練ることができます．

 POINT！　2色がむらなく1色になれば練和完了です！

CHAPTER 7　歯科治療に関する知識—処置と使用器材

❹ 術者に渡す

補綴物内にセメントを入れて 8 ，Dr. が受けとりやすいように手のひらにのせて手渡します 9
(Dr. への渡し方はセメント（粉・液タイプ）と同じです).

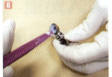

2 セメントの練和

オートミックスタイプの取扱い（例：ジーセム®）

手順

❶ ジーセム 1 の操作手順は，先端キャップをはずしてからミキシングチップを付け 2 ，セットするクラウン内面にマルチプライマーを塗布後 3 ，エアで乾燥し 4 ，口腔内支台歯に接着強化プライマーを塗布して 5 ，クラウン内面にセメントを注入して 6 ，口腔内にセットしてから光照射します 7 .

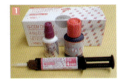

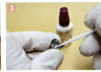
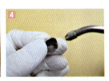

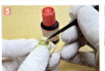
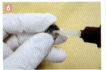
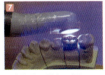

※実際は口腔の支台歯　　　　　　※実際は口腔内で行う

137

③ カリエス処置

患者さんが電話で訴える症状の中で「歯が痛い」場合に，患者さんの訴えを正しく確実に聞きとり，その症状に行う治療を把握し，準備をすばやくできるようにしましょう

Caries（カリエス，むし歯，う蝕，C）の進行

むし歯の進行程度	症状	カリエス Caries		状態	麻酔の有無	対処法（治療法）
	自覚症状はない	CO		白斑，脱灰	×	ブラッシング指導 フッ化物塗布
	無症状，水にしみる	C_1		エナメル質内のみのむし歯	×	シーラント CR 充填
	水にしみる．甘いものにしみる．たまに痛む	C_2		象牙質にまで至るむし歯	△	CR 充填 覆罩
	お湯にしみる．ズキズキする．ずーっと痛む	C_3		歯髄にまで至るむし歯	○	抜髄
重度	痛む．腫れる．食べ物がはまると痛む	C_4		残根状で歯冠部がない根のみ	○	ほとんどは抜歯

■ CO (Caries observation: 経過観察)(保険用語の略称に準じる)

小窩裂溝が着色したり，歯面に白斑が見られるが，まだむし歯にはなっていない状態．

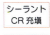
フッ化物塗布
要観察

■ C₁

エナメル質内にとどまる軽度のむし歯．無症状か，たまに水などにしみたりする程度．

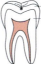

シーラント
CR充填

麻酔不要

■ C₂

象牙質にまで進んだ中程度のむし歯．水にしみる，甘いものにしみる，たまに痛むなどの症状があります．

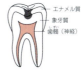

CR充填
覆罩

麻酔必要な場合あり

■ C₃

歯髄にまで至るむし歯．お湯にしみる，ズキズキする，ずーっと痛むなどの痛みが出てくる状態です．

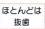
抜髄

麻酔必要

■ C₄

残根状．痛む，腫れる，食べ物がはまると痛むなどの症状が出ます．歯冠部はむし歯でなくなり，歯根のみ残っている状態で腫れていることもあります．

ほとんどは抜歯

麻酔必要

う蝕の検査法

　視診，触診，X線検査などで，う蝕の進行度の判定や主訴で考えられる疾患との鑑別診断を行います．

　従来，探針による触診が多用されましたが歯質を損傷する可能性があり，使用されなくなっています．

■検査と使用器具

- ●視診・触診：ミラー
- ●X線検査：デンタルX線写真
- ●歯髄診断：電気歯髄診断器（パルプテスター®，デジテスト®），歯の冷却剤（パルパー®）など．

予防充塡（シーラント）

　歯の溝を削らずに，咬合面の小さな穴（小窩）や溝（裂溝）を予防塡塞材で閉鎖する方法で，C_1のときなどに応用します．光重合レジンを使用します．

　（なお，保険用語では「初期う蝕早期充塡処置」といいます）

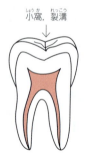

小窩，裂溝

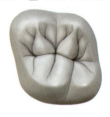

咬合面（|6：左上第1大臼歯）

シーラントの手順

1 準備
光重合照射器
予防充填剤
（ティースメイト®）

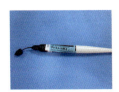
予防充填剤（ティースメイト®）

光重合照射器（G-LITE®）

2 歯面清掃・研磨 小窩（小さな穴状のへこみ）と裂溝（咬み合わせ面の溝）をポリッシングブラシなどで清掃する

3 エッチング （小窩裂溝の酸処理）

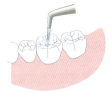

エッチング剤（K-エッチャントGEL®）

4 シーラント充填

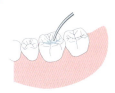

予防充填剤

5 光重合

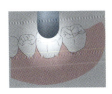

光重合照射器（ペンキュア2000®）

カリエス処置の流れ

初期のむし歯（C₁，C₂）程度だと麻酔を使わなくても治療できることもあります．

1 う窩の開口

見た目の表面は小さなむし歯でも，中で広がっていることが多いので，まず中がある程度みえるよう表面をタービンバーで開口します．

2 軟化象牙質の除去

むし歯で軟らかくなった象牙質をラウンドバーやスプーンエキスカーベータで除去します．

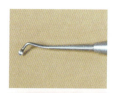

👉 カリエス検知液：除去すべき軟らかい象牙質かどうかはっきりしないときに使う検知液です．
むし歯の部分をいったん乾燥させ，この液で染めてから水洗，乾燥後に色がついていれば，それは感染象牙質として除去しなければなりません．

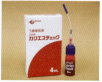

3 歯髄覆罩

むし歯が大きく深いときはむし歯の底に神経（歯髄）を保護するセメントなど（歯髄覆罩材）を入れることです．
（現在のコンポジットレジン〈CR〉は歯髄刺激作用が少ないので深い窩洞以外ではこの操作を行わないことが多い）．

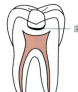

歯髄覆罩材：
グラスアイオノマーセメントなど
（例：ライニングLC®など）

CHAPTER 7 歯科治療に関する知識—処置と使用器材

シリケート充塡器
覆罩剤を塡入する際に使用します．

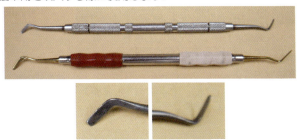

先端の形状

4 形　成

型どり（印象）してインレーやクラウンを作るか，コンポジットレジン（CR）を充塡するか選択して治療します．

5 印象 または 充塡

コンポジットレジン(CR)充塡の手順

Dr.の手順	
CR充塡はC₁, C₂などのむし歯をコンポジットレジンで充塡することです.	

① 麻酔(表面麻酔(OA), 浸麻)
初期のむし歯(C_1, C_2)程度だと麻酔を使わなくても治療できることもある.

表面麻酔薬
注射器

② う窩の開口
見た目の表面は小さなむし歯でも中で広がっていることが多いので,まず中がある程度みえるよう表面をタービンバーで開口する.

タービン用バー
MIバーなど

③ 軟化象牙質の除去
むし歯で軟らかくなった象牙質をラウンドバーやスプーンエキスカーベータで除去する.
カリエス検知液を使って染まっている部分の象牙質を除去する(魚の鱗のように取れる).

ラウンドバー
スプーンエキスカベータ(略称:スプーンエキスカ,エキスカ)
カリエス検知液
ADゲル(う窩消毒剤)

④ 歯髄覆罩(覆髄)
むし歯が深く,歯髄に近い場合はライニングLC®などのグラスアイオノマー系などのセメントで覆罩する.

シリケート充塡器
グラスアイオノマーセメント
アイオノジット®など

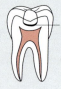

歯髄覆罩材:グラスアイオノマーセメントなど(例:ライニングLC®など)

CHAPTER 7　歯科治療に関する知識―処置と使用器材

準備器材等

表面麻酔

ジンジカインゲル®

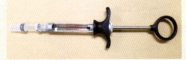
注射器

バキューム操作を行う

MI（Minimal Intervention）バー：通常より径が小さく最小限の侵襲でむし歯を治療できるバー

スプーンエキスカベータ　ADゲル®　ラウンドバー　カリエス検知液

（先がスプーン状）
先がスプーン状で大小の種類がある

軟化象牙質除去後に窩洞を消毒するために使用する

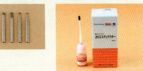

シリケート充填器：覆罩剤を填入する時に使用する

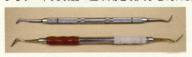

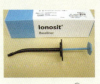
アイオノジット®

3　カリエス処置

145

Dr. の手順	
⑤ ボンディング＋光照射 1液または2液のボンディング剤を歯面に塗布後エアブローしてから光重合器で光照射	ボンディング剤 光重合照射器
⑥ 色合わせ（シェードテイキング）	シェードガイド
⑦ CR充填（コンポジットレジン充填） 充填時の「流れ」によって3種類のCRがある. ●ローフロー（流れない） ●ミディアムフロー（中間） ●ハイフロー（流れがよい） } 窩洞によって使い分ける.	コンポジットレジン シリケート充填器
⑧ 光照射（光をあてて硬める）	光重合照射器
⑨ 研磨	咬合紙 咬合紙ホルダー レジン研磨用ポイント，ディスクなど 隣接面研磨用ストリップス

CHAPTER 7 歯科治療に関する知識―処置と使用器材

準備器材等

ボンディング剤と照射器を用意する	 光重合照射器
各種シェードガイド	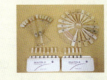
CR（：コンポジットレジン）を手渡す	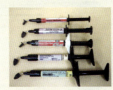 CR（：コンポジットレジン）
照射器を手渡す	 光重合照射器

咬合紙とホルダー　　研磨用バー　　研磨セット

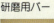
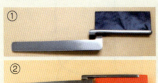

①，②の使用法があるが②のほうがホルダーの軸上に咬合紙があるため使用しやすい．

研磨用ストリップス（プラスチック）

3 カリエス処置

歯内処置 /Endodontics
（エンド）　　　　（エンドドンティクス）

むし歯が歯髄（神経）まで進行して歯髄が変性し，炎症を起こしてだめになってきたときに行う処置です．抜髄，感染根管処置，根管治療，根管充塡などの処置が含まれています

症状の進行と処置法

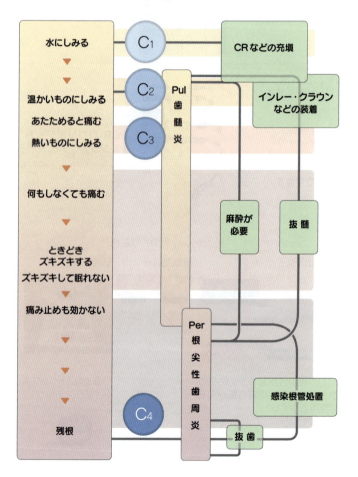

歯内処置の流れ

生活歯か失活歯かを見分ける
X線，EPT（電気歯髄診断器）

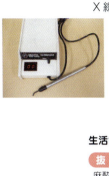

C₂, C₃, Pen

生活歯（Pul）		失活歯（Per）
抜　髄	②	感染根管処置
麻酔必要		麻酔の必要はないがまれにEPTに反応しない場合やX線で根尖病巣がある場合でも残根状態のことがある
EMR	③	EMR
根管治療（根治）	④	根管治療（根治）
根管充填	⑤	根管充填
X線撮影	⑥	X線撮影

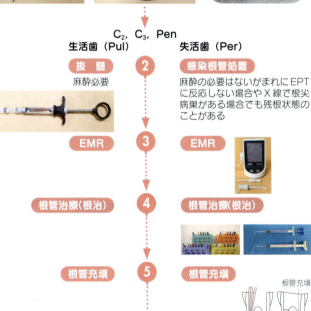

4 歯内処置/Endodontics

歯内処置の使用器材

リーマー

根の中を治療するために細いものから太いものまで国際規格で作られたキリのようなものでファイルともいいます．形状から大まかに3種類のものがあります．

リーマー：断面が三角錐の金属をひねった形をしている（記号：▲）

Kファイル：断面が四角錐の金属をひねった形をしている（記号：■）

Hファイル：円錐状の金属にらせん状の切れ込みがある．根管壁にあてて引き上げることで内壁を削りつつ拡大することができる（記号：●）

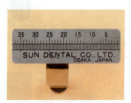
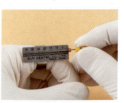

フィンガールーラー：指につけてリーマーの長さを合わせる物差し

CHAPTER 7 歯科治療に関する知識—処置と使用器材

リーマーの太さ

細い ⟶ 太い

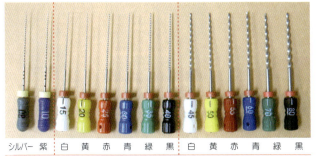

シルバー　紫 ｜ 白　黄　赤　青　緑　黒 ｜ 白　黄　赤　青　緑　黒

数字が大きくなると太くなっていくよ

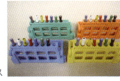

リーマーボックス：
リーマーが収納されたボックス

イーエムアール
EMR：電気的根長測定器による根長測定．根管の長さを電気的に測定する装置で一方の極を口唇にフックでかけ，一方はリーマーにつないで測定します．

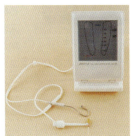

EMR（ヨシダ：JUSTYⅡ®）

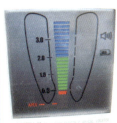

EMR画面

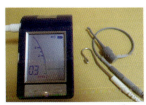

EMR（モリタ：ROOT ZX mini®）

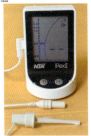

EMR（ナカニシ：ipexⅡ®）

歯内処置／Endodontics

薬剤洗浄：ネオクリーナー®とH₂O₂洗浄とミニュームシリンジ®．スメアクリーン®．

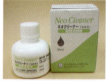
ネオクリーナー®

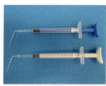
エンド用プラスチックシリンジ®

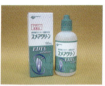
スメアクリーン®

根管（エンド）用ファイル付(つき)エアスケーラーと超音波スケーラー

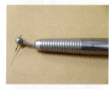

音波または超音波による根管内洗浄装置（根管用ファイル）．

ニッケルチタンファイル用器材（XスマートⓇとプロテーパー）

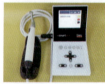
Xスマートプラス®

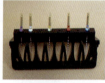
ニッケルチタンファイル

少数のNi-Tiファイルによる，おもにクラウンダウン法による根管形成を行うシステムで，負荷がかかると逆回転します．

ガッタパーチャ：リーマーと同じく太さが決まっています．

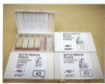
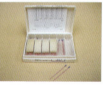

スプレッダー：根管内にガッタパーチャを押し入れ側方（根管壁側）に加圧する器具です．先はとがっています．加圧してできた隙間にガッタパーチャを入れます．

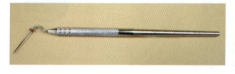
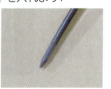

プラガー：根充材を押し入れて根尖方向に圧接する器具です．先は平らになっています．あたためて使用することもあります．

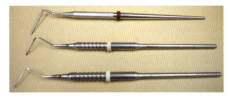 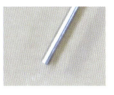

●ニッケルチタン（Ni-Ti）ファイル用器材と根充用器材

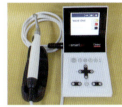

X-スマートプラス®：根管用ファイル等を回転，反復運動させることにより，根管を拡大形成します．
各社のトルク設定が可能．

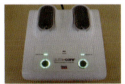
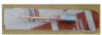

ガッタコアシステム：左側の機材で、右側の専用のガッターを加熱して根充するシステム

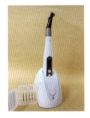

トライオート mini：コードレスのハンドピースオートトルクリバース，ツイストモードなどの機能を有し，専用の根長測定器を組み合わせると根長測定しながら根管の拡大ができます．

抜髄から根管充塡までの手順

Dr.の手順

抜髄
歯髄炎（C_2, C_3～）となり痛みが出る場合に行われる処置です
症状：あたたまると痛む，熱いものでもしみる，何もしなくてもズキズキする

感染根管処置
歯髄病変（C_3, C_4）歯髄が失活しているか，X線で病巣が認められる場合などに行われる処置です
症状：痛む，腫れた，根の先のほうから膿が出るなど

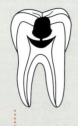

根尖病巣

麻酔
浸潤麻酔

う窩の開口・拡大／軟化象牙質の除去

歯冠部歯髄の除去

根管口明示
根管の入り口を明確に見えるよう拡大し，リーマーが入りやすいようにする

歯髄診断器

注射針・注射器

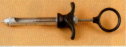

タービンバー，エンド用バー，ニッケルチタンファイル

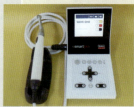

X-スマートプラス®

CHAPTER 7 歯科治療に関する知識—処置と使用器材

準備器材等

デジテストⅡ®（電気歯髄診断器）

電気歯髄診断器
微弱電流を使用して，歯髄が生きているかを診断する装置．使用するときはチップの先端にペーストをつける

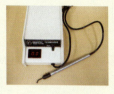
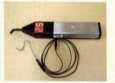

ハンディタイプの歯髄診断器

歯内処置の開口部分の大きさの概略と根管口の位置および数

綿栓はこの根管口の数に応じた数が必要になります．

開口部分の大きさ　　**根管口の位置・数**

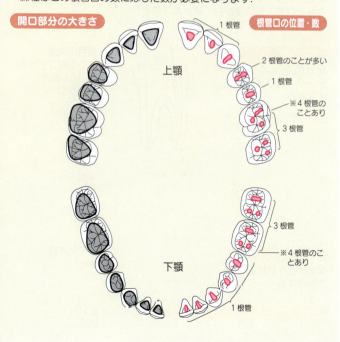

上顎
- 1根管
- 2根管のことが多い
- 1根管
- ※4根管のことあり
- 3根管

下顎
- 3根管
- ※4根管のことあり
- 1根管

4 歯内処置 /Endodontics

Dr. の手順	
抜髄 抜髄針やヘッドストロームファイルで歯髄を取る	抜髄針, リーマー
根管長測定 根長測定器（EMR）やX線で根長を確認	EMR エンド用バー ニッケルチタン ファイル
根管治療	
根管拡大 根管充塡しやすいように，リーマーの太さを上げて，根管壁が白く硬い象牙質となるまで拡大形成する	リーマー
根管洗浄 根管内をネオクリーナー®，H_2O_2 などで洗浄する 綿栓	根管用洗浄 エンド用ファイル （p.152 参照） シリンジ 綿栓
根管貼薬 薬剤などを綿栓につけて貼付する	根管貼薬剤 綿栓
仮封	仮封材 綿球

準備器材等

EMR

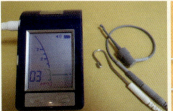 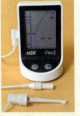

(モリタ：ROOT ZX mini®)　　(ナカニシ：ipex II®)

リーマーボックス　　　プラスティクシリンジ®

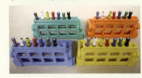

ネオクリーナー®，H_2O_2 など
エンド用プラスチックシリンジ
(薬剤での洗浄に使用する)

根管 (エンド) 用ファイル付エアスケーラーと超音波スケーラー

ネオクリーナー®　　アンチホルミン®　　スメアクリーン®

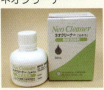 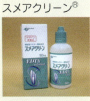

水硬性仮封材など (例：ハイシール®)

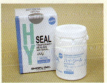

カルシペックス

Dr.の手順

根管充塡（根充）

根管内や根尖病変が落ち着いたら，根管充塡材（根充材：ガッタパーチャ）を根管内に緊密に入れて根管の封鎖を行う

側方加圧根管充塡（側方充塡：ラテラル）

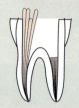

ガッタパーチャ
エンド用ピンセット
シーラー
スプレッダー
プラガー

垂直加圧根管充塡（垂直加圧：バーティカル）

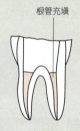

根管充塡

ガッタパーチャ
ペーパーポイント
シーラー
ガッタパーチャキャリア
エンド用ピンセット
プラガー
ガッタパーチャ溶解剤
根管バキューム

X線撮影

根充後の確認のために行う

X線フィルム
またはイメージングプレート（IP）など

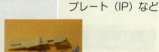

X線撮影用インジケーター　　デンタルフィルムホルダー

CHAPTER 7 歯科治療に関する知識—処置と使用器材

準備器材等

シーラー　　キャナルス®　　キャナルシーラー®

ガッタパーチャ
ポイント

スプレッダー

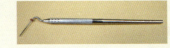

※先がとがっている

ペーパーポイント　　　　　　　綿栓

プラガー

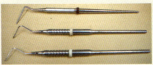

※先は平らになっている

デンタルX線撮影の準備

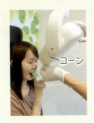

コーン

159

綿栓の作り方

綿栓は根管治療に根管内を乾燥させたり、貼薬をするときに使用します．綿栓のかわりにペーパーポイントを使用することもありますが、コストがかかるので、綿栓を使用している診療室が多いです．

手順

1　器材の準備

ブローチとブローチホルダー**1**を準備します．

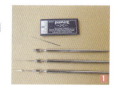

ワッテの下準備をします

2　適量のワッテ*を左手に持ちます（**2**）．

＊ワッテとは、歯科用の四角形の綿です．滅菌されています

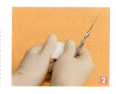

3　半分にちぎり**3**，2つにしたうちの繊維のケバ立っているほうを右手でつまみます**4**．

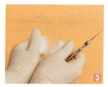
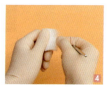

4　綿栓にする量を右手でつまみ取ります．細い綿栓のときは少量，太い綿栓が必要なときは多めに取ります**5**．

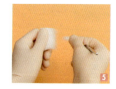

CHAPTER 7 歯科治療に関する知識―処置と使用器材

ワッテをブローチに巻きこみます

5. 5で取った繊維を手に持ちかえ，その中央にブローチを置き，ここを基準として半分に折り込みます6.

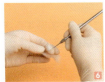

6. 折り込んだ底辺部分をブローチに垂直に置き換え7，左人差し指と親指でブローチに綿を巻き込みます8.
このとき，先端に向かい円錐状となるよう，右手のブローチも回転させながら作ります9.

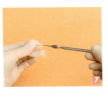
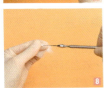
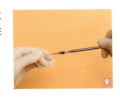

仕上げを行います

7. 繊維のケバを取るため，火炎であぶり，形を整えて完成です10.

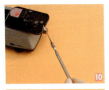

8. 完成した綿栓11.

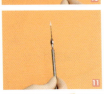

※ペーパーポイント（既製品）を使用することもあります．

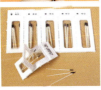

4 歯内処置／Endodontics

5 抜　歯

抜歯時に準備する器具を確実に覚えておきましょう．とくに抜歯鉗子は使用部位によって形状が異なるので注意が必要です

普通抜歯

■普通抜歯で準備する器具

- 基本セット（p.60参照）
- 表面麻酔薬（OA）（p.90参照）
- ヘモスタット（p.167参照）
- 注射器（①）
- エレベーター（②）
- 鉗子（③）
- 外科用ピンセット（④）
- 外科用鋭匙（⑤）
- 生食水（シリンジ）（⑥）
- サージセル®（⑦）
- 滅菌ガーゼ（⑧）

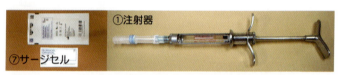

①注射器
⑦サージセル

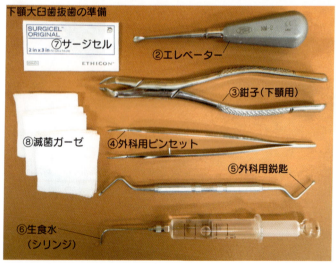

下顎大臼歯抜歯の準備

⑦サージセル
②エレベーター
③鉗子（下顎用）
⑧滅菌ガーゼ
④外科用ピンセット
⑤外科用鋭匙
⑥生食水（シリンジ）

CHAPTER 7　歯科治療に関する知識—処置と使用器材

エレベーター

抜歯のときに歯を歯槽骨から浮かせるために使用する器具

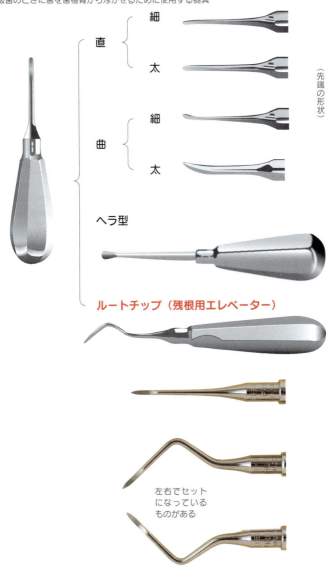

直 ― 細 / 太

曲 ― 細 / 太

（先端の形状）

ヘラ型

ルートチップ（残根用エレベーター）

左右でセットになっているものがある

5 抜歯

鉗子

歯をつかんで抜くためのプライヤー（YDM 提供）

上顎用
基本的に先が2回曲がっている（前歯用を除く）

- 前歯用
- 小臼歯用
- 大臼歯用

大臼歯用はつめ付きとつめなしがある

つめなし

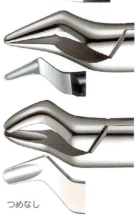

下顎用
先はL字に1回しか曲がっていない

- 前歯小臼歯用
- 大臼歯用
- 智歯用（#66）

大臼歯用はつめ付きとつめなしがある

つめ付き

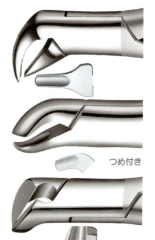

CHAPTER 7　歯科治療に関する知識―処置と使用器材

残根用鉗子
上顎用：先が2回曲がっている

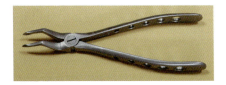

下顎用：先はL字型に1回しか曲がっていない

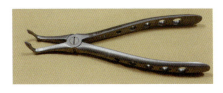

破骨鉗子

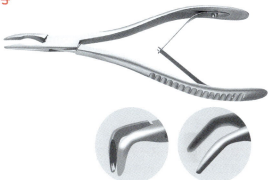

※このほかに乳歯鉗子があるが，残根用鉗子で代用できる

骨ヤスリ

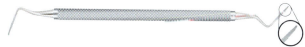

外科用鋭匙(えいひ)
抜歯した後の骨の中にある肉芽(にくげ)をきれいにするためのスプーン状の器具．カリエス処置のときに使うスプーンエキスカベーター（0.5～1.0mm）よりスプーンの形が大きい（3～4mm）のが特徴です．

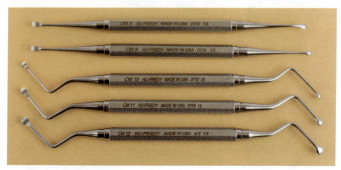

（ヒューフレディ社）

外科用ピンセット
つまむ先が，外科用の鋭匙の先と同じようにスプーン型となっていて，ピンセットで肉芽をつまんで取れるようになっています．

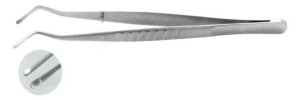

縫合用ピンセット（コーン スーチャープライヤー）
薄い歯肉を縫合(ほうごう)する（ぬう）ときに使うピンセットで糸を抜くことができるように，先に溝がついています．

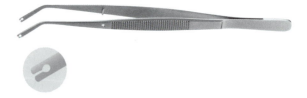

ヘモスタット（止血鉗子）

通常のチェアサイドでの外科処置では，文字通り止血用に使用するのではなく，肉芽や歯肉弁をつまんだりする操作に使用します．
先が直と曲の2種類あります．

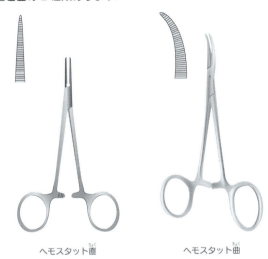

ヘモスタット直　　　　　ヘモスタット曲

ティッシュプライヤー（有鉤，鉤なしの2種類がある）

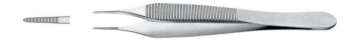

ティッシュフォーセップス

有鉤

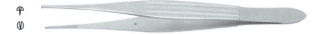

抜歯の手順

Dr.の手順	アシスタント内容
① 全身状態のチェック	血圧計　パルスオキシメータ
② 表面麻酔（OA） 綿球に表面麻酔薬をつけてトレー上に用意する．Dr.が粘膜に塗布して2分程度待つ．この時，ただ塗布しただけでは効果的ではないので綿球につけた表面麻酔薬をボール綿などで粘膜に十分に圧接しておく	 ジンジカインゲル
③ 浸麻・伝麻（注射麻酔） 麻酔が効いてくる間の数分待つ	表面麻酔している間に注射器の用意 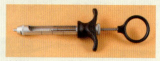 注射器 麻酔が効いてくる間に抜歯器具の用意（p.162参照）
④ 抜歯	止血を待っている間に「術後の出血への対処法」や服用薬の具体的説明 ステラーゼ® 患者さん おもち帰り用の 滅菌ガーゼ
終了	

168

CHAPTER 7　歯科治療に関する知識—処置と使用器材

■抜歯後説明用ツール

抜歯したあとは患者さんに当日以降の生活の注意などを説明するとともに次のような注意事項を示したパンフレットを渡すとよいでしょう

歯を抜いたあとに
守っていただきたいこと

1. 血が止まるまでは、なるべく安静にして下さい。
   刺激によって出血、腫れ、痛みなどが起こることがありますので、当日は、入浴、飲酒、刺激物や固い食物、激しい運動、強くつばをはくことはさけて下さい。

2. うがいは血が止まってからぬるま湯などで、ゆっくりふくむ程度にして下さい。

3. 痛みが感じられる様でしたら、使用法にしたがい指示通り痛め止めをお飲み下さい。もし何か異常（腹痛、下痢、湿疹など）が感じられたら、すぐそれ以上飲むのをやめて下さい。

4. もし、あとからまた出血した時は、きれいなガーゼか紅茶または緑茶のパックを15～20分ほど出血部位にあて、ぎゅっとかんで下さい。

5. 傷口はバイ菌が入りやすく化膿しやすいので、よごれた手指などでふれないようにして清潔に保って下さい。

おだいじに・・・

歯科医院名：
住所：
電話番号：

術後の注意事項を示したパンフレット

■難抜歯とは

埋伏歯や残根の場合，歯や歯根を分割したり，歯槽骨を削ったりして抜歯することがあります．これを難抜歯といいます．

例：埋伏歯の難抜歯例

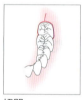

切開

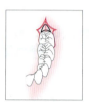

フラップ弁剝離

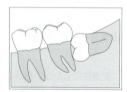

術前

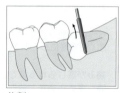

分割

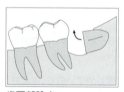

歯冠部除去

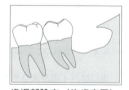

歯根部除去（抜歯完了）

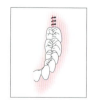

縫合（難抜歯完了）

■難抜歯で使用する器具

C₄などの残根，曲がった歯根，埋伏歯などは，歯肉弁を開き歯槽骨を露出させて骨を削ったり，歯根を分割してからでないと抜歯できません．このような手間のかかる抜歯を，難抜歯といいます．普通抜歯の器材に加えて，次のような器具が必要です．

替刃メスホルダー

替刃メス

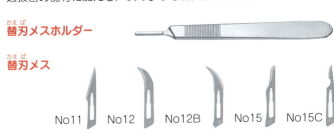

No11　No12　No12B　No15　No15C

歯肉剝離子（剝離子）：歯肉を歯槽骨から剝がして骨の縁や外側面を見やすくするための器材でほとんどに大小の大きさがある

ゴールドマンフォックス 14®（ヒューフレディ社）

ハーシュフェルト 20®（ヒューフレディ社）

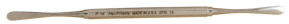

破骨鉗子：尖った骨などをつまんで除去する

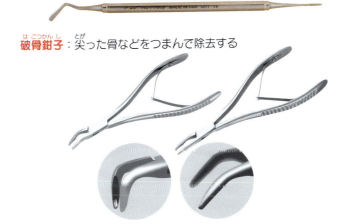

持針器：糸付針をつかんで縫合するための器具
シーザータイプ（はさみタイプ）
（ホルセイ®〈YDM社〉）

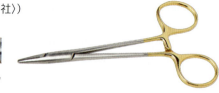

ジョーはクロスメッシュになっている

※他にカストロベージョタイプ（細い針に使用する）がある
〈英語読みではカストロビエホーなどいろいろなよび方がある〉

歯肉バサミ：歯肉弁を調整するためのハサミ
GF16（ゴールドマンフォックス16®）

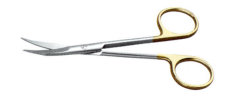

ラグランジェタイプ
刃部がS字状に彎曲している

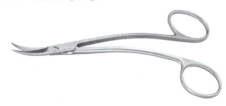

カストロベージョタイプ
やわらかい板バネのついたハサミ

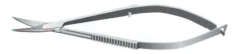

CHAPTER 7　歯科治療に関する知識—処置と使用器材

伝麻用注射器，伝麻注射針（必要に応じて）

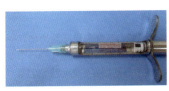
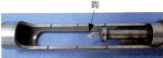

※カートリッジのピストン部にカートリッジ後部のラバーにくい込む鉤やスクリューが付いている

ラウンドバー（骨削用）　大・中・小
骨の形を整えるためにコントラにつけて使用するコントラ用スチールバーを滅菌して外科用として用意しておく

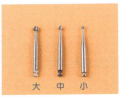

大　中　小

タービンバー（分割用）
ロング，普通サイズ，短め
タービンバーも滅菌してガーゼなどを巻いてパックしておく

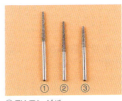

① ② ③

①TKロングバー
②TKロングバー（短め）
　※自院でカットして作成
③タービンバー（TR-2）

残根用エレベータ（Xツール®）

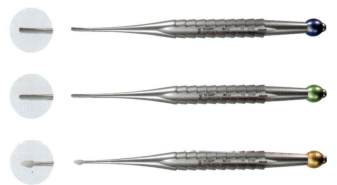

173

6 歯冠修復

むし歯治療のために入れるインレー（形成してから作る詰め物）や根管治療術後や大きめのむし歯治療のために歯にかぶせるクラウン（冠）など歯冠をもとの形にしたり，機能を回復させる治療法です

歯冠修復の流れ

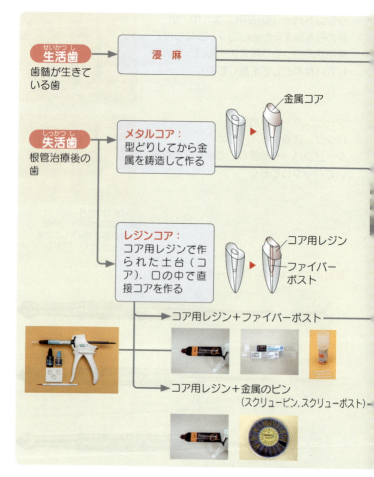

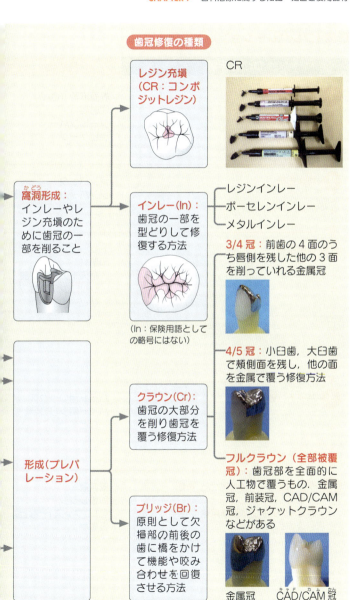

形成（プレパレーション）と印象の流れ

Dr. の手順	
① 歯冠形成	表面麻酔（OA）， 注射器 タービンバー ナビゲージ
② 歯肉圧排	ジンパック® ジンパッカー®の準備
③ 印象採得	トレー 印象材 ・寒天＋アルギン酸 ・シリコン印象材 　など
④ バイト（咬合採得）	バイト用ワックス バイト用シリコン 　など
⑤ テンポラリー┌クラウン　作成 　　　　　　　└ブリッジ （TEK：テック／保険用語：TeC）	既製冠 即重レジン （ユニファスト®など） 仮着材

CHAPTER 7 歯科治療に関する知識―処置と使用器材

6 歯冠修復

準備器材等

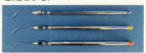

全体が金色になっていたり黄色のラインなどが入っている

ナビゲージ（支台歯のクリアランスを測定する）

レギュラー　　ファイン

ジンパック®
ジンパッカー®

※ジンパッカー先端拡大

トレー　　寒天コンディショナー　　寒天

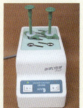

アルギン酸　印象採得後

バイト用シリコン

インジェクションタイプのバイト用シリコンの注入

採得直後のシリコンバイト

ユニファスト®

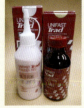

即重の筆づみ法

177

7 義　歯

義歯は，歯のない部分に入れる補綴物で，ブリッジでは治療できないような多数歯欠損部に適用されるのが基本です．義歯には局部床義歯（部分入れ歯）と総義歯（総入れ歯）があります

補綴物の種類

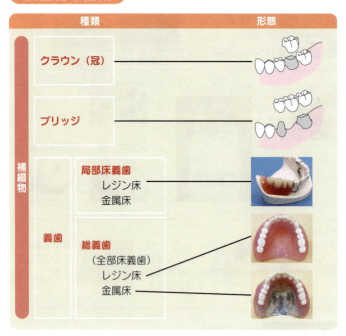

義歯各部の名称

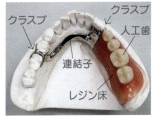

クラスプ / クラスプ(歯にかけるバネ) / 人工歯 / 連結子 / レジン床

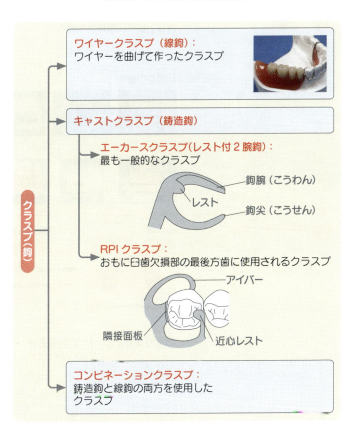

クラスプ（鉤）

- **ワイヤークラスプ（線鉤）:**
  ワイヤーを曲げて作ったクラスプ

- **キャストクラスプ（鋳造鉤）**
  - **エーカースクラスプ（レスト付2腕鉤）:**
    最も一般的なクラスプ
    - 鉤腕（こうわん）
    - レスト
    - 鉤尖（こうせん）
  - **RPIクラスプ:**
    おもに臼歯欠損部の最後方歯に使用されるクラスプ
    - アイバー
    - 隣接面板
    - 近心レスト

- **コンビネーションクラスプ:**
  鋳造鉤と線鉤の両方を使用したクラスプ

義歯作製と調整　手順

チェアサイド	
1 予備印象	アルギン酸印象材の練和
2 本印象	各個トレーに接着材を塗る
	印象材の練和
3 バイト（咬合採得）	ろう堤　　　　　　ワックススパチュラ
	ワックス用プレート　咬合平面板

CHAPTER 7 歯科治療に関する知識―処置と使用器材

7 義歯

準備器材等	技工操作
アルギン酸印象材 	模型作製 トリミングを行う
――― 各個トレーの作製 ―――	
    	本模型作製 トリミング ろう堤の作製

咬合高径測定用ノギス　技工用ノギス

シェードガイド
(VITAシェード)　バーナー

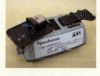

181

チェアサイド	
4 試適	バーナー ワックススパチュラ アルコールトーチ®
5 セット（義歯装着）	技工用カーバイドバー ビックポイント
6 義歯調整	スリービークプライヤー（3又） バードビークプライヤー（2又） 技工用カーバイドバー ビックポイント レーズ 研磨材（磨き砂） 研磨材

CHAPTER 7 歯科治療に関する知識—処置と使用器材

7 義歯

準備器材等		技工操作
バーナー ワックススパチュラ	アルコールトーチ® アルコールは燃料用アルコール（メタノール）を使用する	人工歯配列
技工用カーバイドバー ビックポイント	フィットチェッカー® ONE	義歯作製 完成義歯

ミツマタ
3又

フタマタ
2又

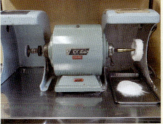

スリービークプライヤー　　バードビークプライヤー

技工用カーバイドバー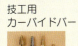

ビックポイント

レーズ

ホイール3種類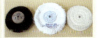

馬毛　布バフ　シャモイスホイール

義歯修理 手順

	Dr. の手順	
1	義歯洗浄	超音波洗浄器 ラバラックD®
2	義歯の破断面に新たな面を作る	技工用カーバイドバー
3	破折面の修復 重合	ユニファスト：赤 （即時重合レジン：赤） パーマポット UP-Ⅲ など 筆づみ
4	研磨，調整	技工用カーバイドバー ビックポイント レーズ 研磨材（磨き砂）

ユニファスト®

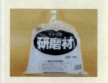

CHAPTER 7　歯科治療に関する知識—処置と使用器材

準備器材等

義歯洗浄

クイックデンチャークリーナー

ラバラックD®

超音波洗浄器

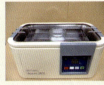

破折義歯

この義歯は破折部にすでに二本の補強線が入っている.

技工用カーバイドバー

ニッパー

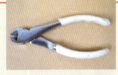

圧力釜
（パーマポット UP-III など）

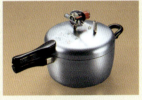

補強線（補強芯）

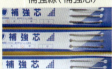

技工用カーバイドバー

修理後の義歯

補強線を入れても同じ破折を繰り返す場合は咬合をチェックする必要がある.

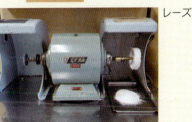
レーズ

7 義歯

リベース　手順（保険用語：有床義歯内面適合法）

Dr. の手順	
1 義歯洗浄	超音波洗浄 ラバラック D®
2 義歯の内面を新たな面とする	技工用カーバイドバー
3 接着剤塗布	接着剤
4 内面のリベース	リベース材 義歯の撤去に使用する鉗子
5 重合	硬化促進剤とお湯 パーマポット UP-Ⅲ など
6 研磨，調整	技工用カーバイドバー ビックポイント レーズ

CHAPTER 7 　歯科治療に関する知識—処置と使用器材

7
義歯

準備器材等

義歯洗浄	超音波洗浄器	リベース前の義歯
 クイックデンチャークリーナー　ラバラックD®		
技工用カーバイドバー		 ティッシュコンディショナー（Tコンデ）したときの義歯
接着剤		 接着剤塗布直前の内面を新たにした義歯
リベース材の練和 　デンチャーライナー®	義歯の撤去に使用する鉗子 	
デンチャーライナーの硬化促進剤 	パーマポット UP-III など 	リベース後のレジンを温水中（熱めのお風呂程度のお湯）につけつつ圧力（およそ2気圧）をかけて重合
技工用カーバイドバー 	レーズ 	研磨調整後の義歯

187

補綴（クラウンブリッジ・義歯・総義歯）治療に使用する器材

補綴用器材

❶リムーバー
クラウンやブリッジを口の中から撤去するときに，補綴物に引っかけて使用する

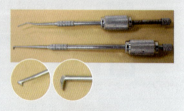

❷テンポラリークラウン撤去用鉗子（タオルクランプの長いもの）
テンポラリークラウンを除去する際に使用する

❸リムーバブルプライヤー（GC）
金剛砂を使用して，クラウンなどの補綴物を口腔内から撤去するのに使用する

金剛砂

❹厚さゲージ（キャリパー）
補綴物調整時などにクラウンなどの厚さや薄さを測定する器材

❺咬合器
技工作業の際，口腔内の噛み合わせを再現するための器材で，咬合診断にも使用する

インサイザルピン

インサイザルガイド
（バナデント咬合器®）

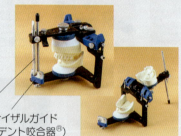

CHAPTER 7 歯科治療に関する知識―処置と使用器材

補綴用器材

❻フェイスボウ
歯列の咬合状態を咬合器に写し取るための装置

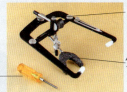

― ノーズピース
― バイトフォーク
ドライバー

❼インプレッショントレーコンパウンド®
現在では印象用に使用することはほとんどなく，フェイスボウなどのバイトフォークに使用することが多い

❽コンパウンド®
各個トレー使用時などに不足した辺縁を補うために使用する

❾ユーティリティワックス®
名前の通り，さまざまな用途に使用できるワックス

❿パラフィンワックス®
バイトやボクシングに用いる

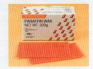

☞ 筆づみ
即時重合レジン（以下即重レジン）などの使用時に用いる方法で，不足しているテンポラリークラウンや破折義歯などの部分につみ上げていく方法．もう一つの使い方として「練る」方法もある

写真撮影用機器

初診時や治療内容の記録のために写真撮影を行います．現在はほとんどがデジタル撮影のため，撮影後保存する操作が必要となります．

❶口腔内撮影用カメラ

口腔内撮影専用のフラッシュとセットになっている

❷口腔内撮影用ミラー

反射率のよいガラス製のものは傷つきやすいため，ペーパータオルでこすったり，たわしで洗ったりしてはならない．落とすと割れるので取扱いの際は要注意！

☞ ミラー使用時の注意

実際の写真撮影では，ミラーの温度が呼気の温度より低いと「曇る」ため，ミラーを40～42℃くらいのお湯につけてから使用する

湯器ちゃん®

❸口角鉤（こうかくこう）

患者さんの口唇を広げるなどのために使用する

❹デジタルデータの保存先

PCまたはハードディスク内に保存．説明などの際すぐ取りだせるように患者ごとにファイル名や日付をつけて整理しておく

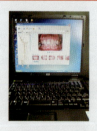

その他の器材

患者さんに咬合や診療内容をより現実的に説明するために,各種の模型や図を使います.

❶患者説明用模型（咬合・ブラッシング）時の説明用

❷病態説明用模型

❸義歯の説明の見本

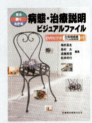

（医歯薬出版）

❹インプラント説明用模型

技工に使用する器材

補綴治療は必ず石こう模型とワックスを使用します．その際，石こうのバリを取ったりワックスの形成をするための器材です．

❶石こう鉗子

トレーから模型をはずすときなどに，石こうのバリをつかんではさみ取る

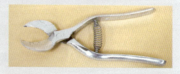

❷石こう刀

石こうのバリの除去などに使用する

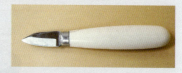

❸エバンス刀

一方は刃型，反対側はスプーン型をした万能インスツルメントで，ワックスや石こうの調整に使用する

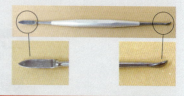

❹ワックススパチュラ

ワックスを溶かすために熱して使用する

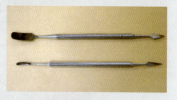

診療・技工に使用する器材

仮着材やセメントの付着したインレー，クラウン，ブリッジなどの内面をきれいにするための器材です．

❺ サンドプラスター（松風）
サンドブラストを行う装置

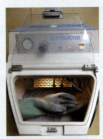

👉 サンドブラスト
クラウン，ブリッジなどの内面に残ったセメントなどを，細かい粒子を吹き付けて清掃すること

❻ ロンドフレックス®（カボ）
チェアサイドで使用できるサンドブラスターで，タービンのコネクターに連結して使用する

診療に使用する器材

診療用ルーペ
（MiCOルーペ®〈倍率2.5倍〉松風）
裸眼では見えない細部の確認が可能な拡大鏡
作業距離と瞳孔間距離を選べる機種

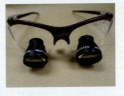

※記載された製品は代表的な器材であり，新製品に代替わりしているものや，発売中止になっているものがあります

アルギン酸印象材の練和と印象採得

練和の流れ

1 計量の前に

アルジネート（アルギン酸塩）印象材の粉末は，計量の前に容器を回転させるなどして空気を含ませ，フワッとさせます（圧接されていると計量の際の粉末量が変化してしまうため）．

1 粉末を先に入れる

2 計量

粉末は計量スプーン，水は計量カップで使用するトレーに合った量を計量し，ラバーボールに粉末から先に入れます→1 2（水を先に入れると粉が浮いてなじまない）．

2 次に水を入れる

さあ，練和開始です

3 ラバーボールは手のひらでしっかり持ち，ペングリップで把持したスパチュラで粉末と水がなじむよう，初めは静かに手早く混ぜます→3．

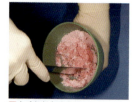

3 よくなじむように手早く混ぜる

4 全体がなじんだら，ラバーボールを傾けて持ち，スパチュラは手のひらで握るように（パームグリップ）持ちます．
スパチュラの面の部分を使い，ラバーボールの内壁に押しつけるように練っていきます（その際，印象材が1個所に偏らないように，ラバーボールを回転させながら均一になるよう練る→4）

CHAPTER 7 歯科治療に関する知識―処置と使用器材

⑤ 練りむらがなく，全体がペースト状になったら，気泡を抜くようにラバーボールの内壁に押しつけて伸ばします→⑤．

⑥ 練り上がったら，ラバーボールを回しながらスパチュラを起こして印象材を1箇所に集め，トレーにすばやく盛ります→⑥⑦⑧⑨．

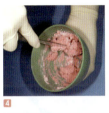
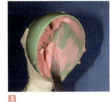
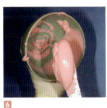
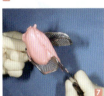
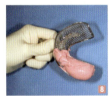
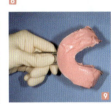

⑦〜⑨下顎のトレーへのアルジネート印象材の盛りつけ，上顎は一塊にして盛り，下顎は左右2分にして内側から盛りつける（詳しくは p.196 →『印象採得』参照）

自動練和器で練る方法もあります

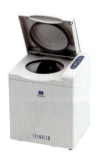
自動練和器
（スピンクルⅡ®〈モリタ〉）

わたしの歯科医院では？

■印象採得と嘔吐反射に対する処置

印象は模型の作製からインレー,クラウンなどの修復物,補綴物を作るためにどうしても必要なステップです.

確実な印象は診療効率を高めることになるので歯科衛生士としてしっかりマスターしましょう.

印象採得の流れ

①　トレー試適

練和前にトレーを試適し,患者さんの口腔内で骨瘤に当たる個所がないか確認しておきます(1).

(上顎)

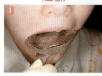

(下顎)

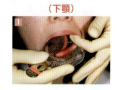

②　印象材の練和

印象材を練和します.

上顎の場合はトレーに一塊として盛ります(2〜4).

下顎の場合は,左右2回に分けて内側からトレーに盛り付けます(5〜7).

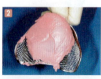
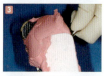
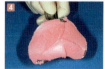

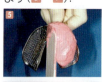
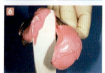
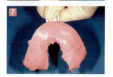

CHAPTER 7 歯科治療に関する知識—処置と使用器材

7 義歯—印象採得

(上顎)

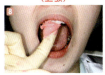

採得の前に

トレーを口の中に入れる前に，印象しにくい場所（臼歯部など）にあらかじめ指で印象材を塗りつけておきます（ 8 ・ 9 ）．

(下顎)

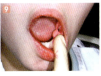

トレーを患者さんの口腔内にいれます

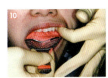

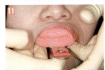

トレーのハンドルの中央を患者さんの正中（顔の縦中心のライン）に合わせ，後ろ（臼歯部）から前（前歯部）へ歯と歯肉に圧接します（ 10 ・ 11 ・ 12 ～ 13 ）．

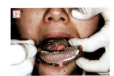

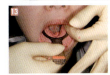

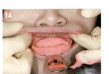

口の中に入れたトレーの上から口唇をかぶせます．このとき，印象材がトレーと口唇の間を満たしていることを確認します（ 14 ・ 15 ）．

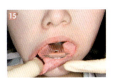

横から入れて後ろから前にトレーを圧接する．

197

（上顎）

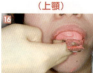
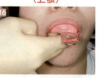

6

印象材が硬化するまでトレーを保持します（16・17）.

7

硬化確認

印象材の硬化の程度を確認します（18・19）.

（下顎）

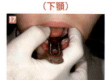
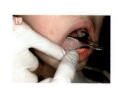

トレーを撤去します

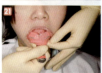
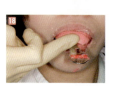

8

スナップアウト

十分硬化していたら，後方（臼歯部部分）を先に浮かせ，次に前方を浮かせて，すばやく口腔内から取り出します（スナップアウト）
（上顎20〜22・下顎23〜25）.

はずすときも後ろ→前

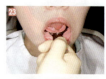
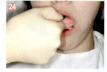
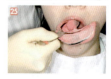

トレーは入れるときもはずすときも，後ろが先で前があとです.

⑨ チェック
印象が正しく採れているか，先生の
チェックを受けます（26）．

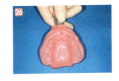

⑩ 印象材が患者さんの口の周囲や口腔内に
付着していないか確認し，付いていれば
湿らせたワッテかティッシュペーパーで
拭き取ります（27）．

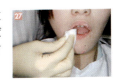

「ワッテ」はカット綿のことを指します．

●印象採得時の注意事項
- ドロドロでやわらかい状態の印象材を口腔内に入れない．
- 印象材をトレーに盛りすぎない．
- 下顎から採得し，患者さんに慣れてもらう．

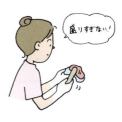

●嘔吐反射時の対応
- 患者が嘔吐反射（吐き気）を起こしたら，すぐにチェアを起こし（水平位では嘔吐反射は収まらないため），前かがみにさせて鼻呼吸をしてもらいます．
- 2分程度で固まることを説明し，患者さんの気をそらすよう声かけします．
- 唾液が流出してくるので，ティッシュペーパーを渡し，本人に唾液の流出を受けとめてもらいます．

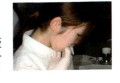

シリコン印象材の種類と練和・印象

■種類

● レギュラータイプ

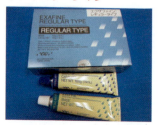

● インジェクションタイプ

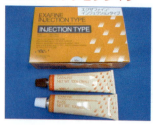
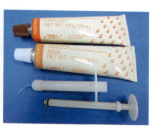

● オートミックスタイプ

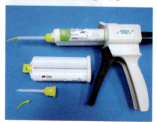

オートミックスタイプ印象材

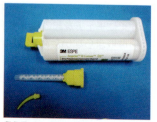

印象用（ハイフロー）

シリコン印象材の練和～印象の流れ

レギュラータイプ | インジェクションタイプ

① セットの2本のチューブから適切な長さのシリコンを練板に絞り出します。このとき太さが一定になるようにします。練和紙とチューブの角度が大きくなるほど太さが不安定になります。

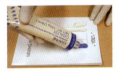

① セットの2本のチューブから適切な長さのシリコンを練板に絞り出します。その際, チューブの角度を小さくして練和紙に沿わせるようにします。

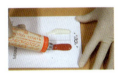

② 最後はチューブを立てて絞り出したシリコンの端が直線になるように止めます。

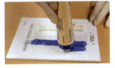

② 最後はチューブを立てて絞り出したシリコンの端が直線になるように止めます。

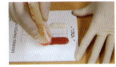

③ 2色が均一に混ざるよう全体に練和します。

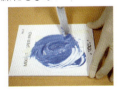

③ 2色が均一に混ざるよう全体に練和します。

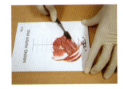

④ 練和が終わったら

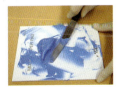

④ シリンジに練和後のシリコンを填入します。

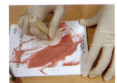

レギュラータイプ		インジェクションタイプ
スパチュラでまとめて	⑤	ピストンをセットして

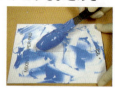
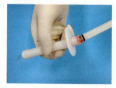

接着材を塗った各個トレーに均一に盛ります． ⑥ 気泡を出し，シリンジの先端からシリコンが出ることを確認してDr.に手渡します．

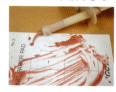

⑦

口腔内の支台歯周囲にシリンジでインジェクションタイプシリコンを押し出します．
次にレギュラーシリコンを持ったトレーを後ろ→前の順で挿入します．印象材が硬化するまで口腔内で4〜5分保持してから取り出します．

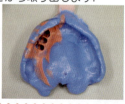

● 自動練和器

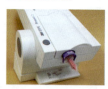

自動練和器の例
（ペンタミックス™3 印象材自動練和器）

CHAPTER 7 歯科治療に関する知識―処置と使用器材

オートミックスタイプの取扱い（咬合採得・印象材共通）

手順

1 準備

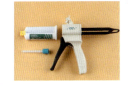

ガンタイプディスペンサー，オートミックスタイプ印象材，またはバイトミキシングチップ**（印象材用とバイト用のパッケージが同じなので間違わないように注意しましょう）**

2 取付け方

ガンタイプディスペンサーにオートミックスタイプ印象材，またはバイトの溝をあわせてセットします．

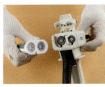 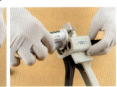

3 上部のロックをとじます．
先端のキャップをはずします．

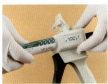 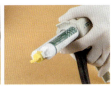

4 チップを装着する前にペーストを少量出してベースとキャタリストが均等に押し出されることを確認します．

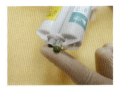

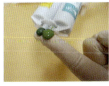 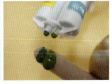

7 義歯―オートミックスタイプ印象材

5. ミキシングチップを取付けます．

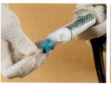 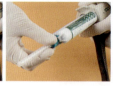

6. 使用直前にミキシングチップから再度絞り出して確実に出るか確認します．たまに目づまりして一方からしか出ないことがあり，その場合はつまりの原因を取り除いて再度絞り出してチェックします．

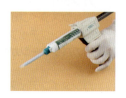

7. ミキシングチップの先から安定した量の印象材が出ることを確認して，Dr.に渡します．インジェクションタイプの印象材の場合は，ミキシングチップの先に印象用のチップを取付けます．

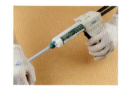

1. **はずし方**
ディスペンサー後方のロックをはずして，ピストンを引き出します．

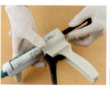 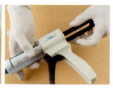

2. ピストンを最後まで引き戻したら上部ロックを開きます．

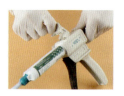

CHAPTER 7 歯科治療に関する知識—処置と使用器材

3. 印象材またはバイトをはずします．

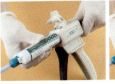
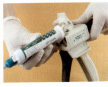

4. はずした後，固まったミキシングチップははずして，元あったキャップをつけておきます．

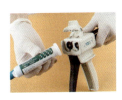

7 義歯—オートミックスタイプ印象材

> わたしの歯科医院では？

石膏の取扱い

石こうは歯科用模型を作るために不可欠な材料です．用途に応じて4種類の石こうが使われています．混水比がそれぞれ違うので特性を理解して使用しましょう．

■石こうの種類と用途

種類	用途	水(mL):粉(g)の比率	製品名	写真
普通石こう	対合歯用模型や咬合器付着などに使用	40:100	歯科用焼石膏®普通石膏®など	
硬石こう	クラウン，ブリッジ，義歯など	23～24:100	ニュープラストーンⅡ LE®ニューサンストーン®など	
矯正用石こう	矯正用模型作製のための石こうで，白く石こうのきめが細かい	23～24:100	ニュープラストーンⅡ®ホワイトなど	
超硬石こう	クラウン，ブリッジ，義歯など	20:100	ニューフジロック®ノリタケスーパーロックEx®など	

水と粉の比率

石こうの硬さが上がるほど，使用する水の量は少なくなります．超硬石こうの混水比は，普通石こうの1/2ですから，普通石こうに使用する水の量の感覚では多すぎることになります．本来の硬さを求めるためには，水と粉を計量して練和するのがベストです．

スパチュラ：石こうやアルギン酸印象材を練るヘラです．
石こう用スパチュラ：ヘラが平行でまっすぐなもの．
アルギン酸用スパチュラ：図のように非対称形で石こうスパチュラよりも硬くて腰がある．

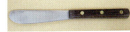

石こう用スパチュラ　　　　アルギン酸用スパチュラ

模型作製の流れ

1 石こうの練和

真空埋没器に適量の石こうを入れます 1．

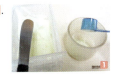

2

石こうの種類（左表）に合った量の水を入れます 2．

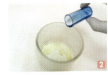

3

フタを閉めず，水と石こうがなじむまでスパチュラで練和します 3．

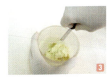

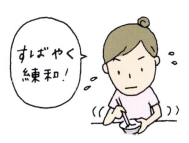

207

4 撹拌

撹拌用の羽つきフタを閉め，真空埋没器で撹拌します 4, 5.

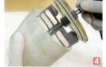

5 石こうの注入

真空埋没器のスイッチを切り，羽つきフタをはずし，水分を取り除いた印象にバイブレーター上で少しずつ気泡が入らないよう石こうを注入します 6〜11.

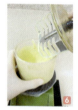
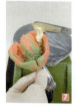
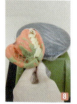
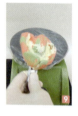

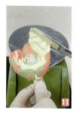

6 成形

はずしやすいようにスパチュラで形を整えます.

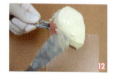

CHAPTER 7 歯科治療に関する知識―処置と使用器材

7 台を付ける場合は，プレート上に石こうを盛り13,

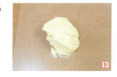

8 印象材を注いだトレーを逆さにして，プレート上に盛った石こうに軽く押しつけ14,

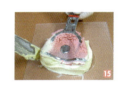

9 形を整えて終了です15.

10 トリミング
トリミングします16〜18.

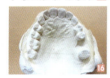
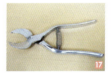
石こう鉗子
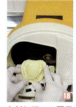
トリンマー：石こう模型のトリミング用装置

11 完 成
模型完成19

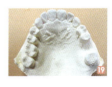

7 義　歯―石こうの取扱い

209

歯科技工所への発注

　技工指示書はなるべく細かい指示が必要です．漏れのないようしっかり記入しましょう．

　法律上も担当医の氏名は必要です．

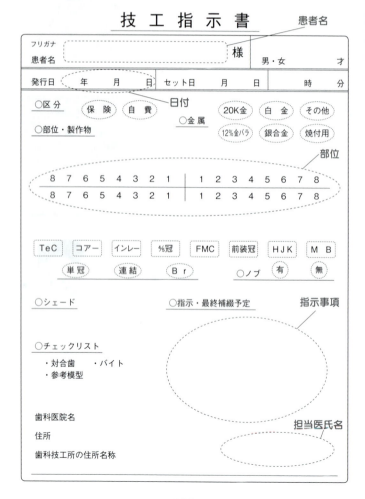

●依頼時の注意事項

- 技工物と印象を採った患者さんの名前を間違わないようチェックしましょう．
- 技工物の出来上がりの日時は必ず確認しておきましょう．
- 次回患者さんが来院する前に出来上がっているよう，依頼しましょう．

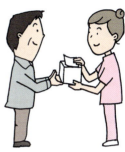

> わたしの歯科医院では？

CHAPTER 8 緊急時の対応

1 偶発事故など

失敗は何事にもつきものです．失敗したあとの迅速な行動とその後始末が大事です．

器物落下時の対応

■診療中物を落としたり，大きな音をたててしまったとき
* 「失礼しました」と皆に聞こえるように言う

　これは「申し訳ありません」という気持ちの表現と「自分は大丈夫です」というスタッフ間への2つのメッセージが入っています．その後，今行おうとしていたことを続けるのか，落としてしまった物を片づけるのかの判断をします．

> 日常の生活ではこぼしたり，落とした物をまず片づけるのが普通です．しかし，治療中でたとえば Dr. の指示で抜歯中の器具を取りに行っている途中で何かをこぼしたり，落としたりしてそれを片づけていたら指示した Dr. は，必要な器具が手元に届かず困ってしまいます．院内では日常とは違う判断が必要なケースがあることを早く理解しましょう．

* 「すみません」などの謝罪の言葉は患者さんの前で言わない

　診療中に自分が何らかのミスをおかしたとしても，患者さんの耳に入る場所で Dr. やスタッフに「すみません」などの言葉を発してはいけません．このような言葉を聞くと患者さんは自分の治療に問題が起こったのではないかと不安になります．診療中はとくに周囲の状況を考えた言動を心がけましょう．

　当事者には診療後に人としてしっかり謝りましょう．

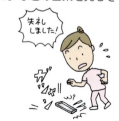

患者さんの容体が急変したとき

緊急時の対応について院内で事前に話しあっておくことが必要です．

- 救急処置に必要な器具と設置場所

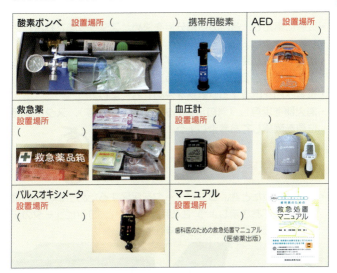

酸素ボンベ 設置場所（　　　　　）	携帯用酸素	AED 設置場所（　　　　　）
救急薬 設置場所（　　　　　）	血圧計 設置場所（　　　　　）	
パルスオキシメータ 設置場所（　　　　　）	マニュアル 設置場所（　　　　　） 歯科医のための救急処置マニュアル（医歯薬出版）	

- 緊急時の対応はDr.と一番経験のあるスタッフが行い，判断後の指示が最もスムーズに伝わる体制とします．受付はその場を離れず，いつでも119番できるように電話を空けておきます．

119番通報

119：はい119番です．火災ですか？
　　　救急ですか？

🧑 こちらは○○歯科医院です．
　　診療中に患者さんが急変したため救急要請をいたします．

🧑 住所は＿＿＿区＿＿＿町＿＿＿番＿＿＿号の＿＿＿前です．

🧑 患者さんの状況は＿＿＿＿＿＿＿＿＿＿＿＿＿＿＿です．

🧑 電話番号は＿＿＿＿－＿＿＿＿＿＿＿＿＿です．
　　よろしくお願いいたします．

2 災害時／故障等の対策

災害時（火災，地震…）

- 災害に備えて，各自の役割分担を決め，スタッフ間で打合わせをしておきましょう．
- 地震や火災が発生したら，まず治療を中止してユニットを起こします．そしてDr.の指示に従って次の行動を決めます．
- 患者さんを誘導する避難路を決めておきましょう．
- 消火器を用意し（消防法でも決められています），スタッフ間で位置を確認しておきましょう．

停電など

- 停電になったとき，コンピュータを保護するため予備の自動電源を用意しておきましょう．この用意がないと，コンピュータのデータがだめになることがあります．

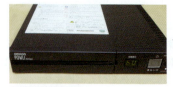
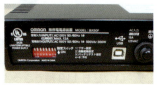

無停電電源装置

- 停電時に備えて懐中電灯を準備しておきましょう．できればヘッドランプタイプのものがあると両手を使うことができて便利です．

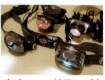

懐中電灯（手持ちタイプ，ヘッドランプタイプ）

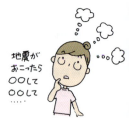

CHAPTER 8 緊急時の対応

故障の対応

- 故障の場合の連絡先を明確にしておきましょう.
  ユニットは＿＿＿＿＿＿＿＿＿＿＿＿＿＿＿＿＿＿＿＿＿
  コンプレッサーは＿＿＿＿＿＿＿＿＿＿＿＿＿＿＿＿＿
  バキューム類は＿＿＿＿＿＿＿＿＿＿＿＿＿＿＿＿＿＿

※コンプレッサーのベルトやユニットのライトとタービン用のランプは消耗品です．予備を用意しておきましょう．

2 災害時／故障等の対策

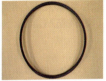
コンプレッサーのベルト

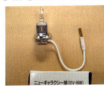
ユニット用のランプ

タービン用のランプ

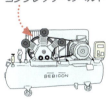

ユニットライトの裏側

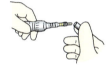
タービン用ランプの交換

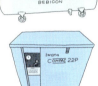

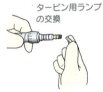

わたしの歯科医院では？

CHAPTER 9 歯科診療で使用するおもな薬剤・材料

1 薬剤

歯科医師や先輩DHに指示されたらすぐ準備できるよう，薬剤の名前と用途をおさらいしておきましょう！（空欄には自院で使用する薬剤を記入しましょう）

■根管治療薬，覆髄剤

商品名	主成分	用途	パッケージ・本体
RCプレップ®	EDTA-2Na	根管拡大	シリンジタイプ
スメアクリーン®	3% EDTA	根管拡大	
キャナルクリーナー®歯科用液10%（通称：キャナルクリーナー）	10％次亜塩素酸ナトリウム	根管清掃	
ネオクリーナー「セキネ」®（通称：ネオクリーナー）	10％次亜塩素酸ナトリウム	根管清掃	
クレオドン®	グアヤコール	根管消毒，鎮痛鎮静効果	

CHAPTER 9 歯科診療で使用するおもな薬剤・材料

■根管治療薬，覆髄剤（つづき）

商品名	主成分	用途	パッケージ・本体
歯科用アンチホルミン（通称：アンチホルミン）	3％以上次亜塩素酸ナトリウム	根管清掃・消毒	
ネオグリセロール®	ヨウ素，グリセリン	根管消毒	
ペリオドン®	パラホルムアルデヒド，ジブカイン塩酸塩	根管消毒	
カルシペックス®II	水酸化カルシウム	根管内への填入	
カルフィーペースト®	水酸化カルシウム硫酸バリウム精製水，その他	根管充填	
キャナルス®	散：酸化亜鉛，硫酸バリウム液：チョウジ油，オリーブ油	根管充填	
キャナルシーラー®	ユージノール，ロジン，エステルガム，オリーブ油，酸化亜鉛，次炭酸ビスマス	根管充填	
キャナルシーラー®BG multi	A材：脂肪酸，次炭酸ビスマス，二酸化ケイ素 B材：酸化マグネシウム，精製水，カルシウムシリケートガラス，二酸化ケイ素，その他 パウダー：カルシウムシリケートガラス，水酸化カルシウム	根管充填	

1
薬剤

217

■根管治療薬，覆髄剤（つづき）

商品名	主成分	用途	パッケージ・本体
プロルート®MTA	粉：酸化カルシウム，酸化ビスマス，二酸化ケイ素，酸化アルミニウム，他 液：精製水	覆髄	
D-キャビオスMTA	ウレタンジメタクリレート ポルトランドセメント 硫酸バリウム カンファーキノン	覆髄，裏装	
ビタペックス®	水酸化カルシウム，ヨードホルム	根管充填	
カルビタール®	粉：水酸化カルシウム 液：塩酸パラブチル，アミノ安息香酸ジエチルアミノエチル	覆髄 （粉・液で練和）	
ジーピーソルベント®	α-リモネン	ガッタパーチャ用溶解剤（除去用）	
ユーカリソフト®プラス	ユーカリ油	ガッタパーチャ軟化	
アイオノジット®	グラスアイオノマーフィラー，ポリアクリル酸，ジメタクリレート類，バリウムガラス他	覆髄	
セラカル LC	ポルトランドセメント，ビス-GMA，ストロンチウムガラス，カンファーキノン，他	覆髄	

CHAPTER 9 歯科診療で使用するおもな薬剤・材料

■仮封材

商品名	主成分	用途	パッケージ・本体
テンポラリーストッピング®	ガッタパーチャ ろう 酸化亜鉛等	仮封	
ネオダイン®-α	粉：酸化亜鉛，水酸化カルシウム 液：ユージノール	仮封（粉・液で練和）	
デュラシール®	液：メタクリル酸エルステルモノマー 粉：メタクリル酸ポリマー	仮封	
PRG プロテクトシール	粉：メタクリル酸エステル重合体，ガラス粉末，反応開始材，その他 液：安息香酸ベンジル，メタクリル酸メチル，反応開始材，その他	仮封	
フィットシール	パラホルムアルデヒド，酸化亜鉛，その他	仮封	
ハイシール®	水硬性セメント（硬くしぼった水綿球で形を整える）	仮封	
キャビトン®		仮封	
キャビトン®ファスト	酸化亜鉛，硫酸カルシウム，酢酸ビニル樹脂	仮封	

1
薬剤

219

■齲蝕予防薬

商品名	主成分	用途	パッケージ・本体
バトラーフローデンフォームN®	フッ化ナトリウム	齲蝕予防	
フルオール液®歯科用2%	フッ化ナトリウムリン酸	齲蝕予防	
フルオール・ゼリー®歯科用2%	フッ化ナトリウム	齲蝕予防	

■齲蝕進行抑制薬

商品名	主成分	用途	パッケージ・本体
サホライド液歯科用38%®（通称：サホライド）	フッ化ジアンミン銀	齲蝕進行抑制	

CHAPTER 9 歯科診療で使用するおもな薬剤・材料

■齲蝕検知薬

商品名	主成分	用途	パッケージ・本体
カリエスチェック®	ポリプロピレングリコール アシドレッド1%	齲蝕検知	
カリエスチェック®（ブルー）	ポリプロピレングリコール 食用青色1号1%	齲蝕検知	
カリエスディテクター®	プロピレングリコール，またはポリプロピレングリコール	齲蝕検知	

■知覚過敏治療薬

商品名	主成分	用途	パッケージ・本体
Fバニッシュ®	フッ化ナトリウム5%	知覚過敏処置，鈍麻	
MSコートONE®	ナノサイズMS®ポリマー，シュウ酸	知覚過敏処置	
MSコートF® Hysブロックジェル	メタクリル酸メチル/スチレンスルホン酸共重合体，しゅう酸，水，フッ化ナトリウム，pH調整剤（カリウム塩），増粘剤，その他	知覚過敏処置	
グルーマ®CPS ディセンシタイザー	グルタールアルデヒド	知覚過敏処置，鈍麻	

■知覚過敏治療薬（つづき）

商品名	主成分	用途	パッケージ・本体
サホライド液歯科用38%®（通称：サホライド）	フッ化ジアンミン銀	知覚過敏処置,鈍麻	
シールドフォース®プラス	接着性モノマー	知覚過敏処置,鈍麻	
バーナル®	コーバル樹脂	知覚過敏処置,鈍麻	
ハイブリットコートⅡ®		知覚過敏処置,鈍麻	
ナノシール®	フルオロアルミノシリケートガラス，リン酸	知覚過敏処置	
ティースメイトディセンシタイザー®	リン酸四カルシウム，無水リン酸水素カルシウム，精製水	知覚過敏処置,鈍麻	
ティースメイト®APペースト	リン酸四カルシウム,無水リン酸水素カルシウム,グリセリン,フッ化ナトリウム,ポリエチレングリコール,その他	知覚過敏処置,鈍麻	
フォースデンティン	炭酸カルシウム,リン酸供給液	知覚過敏処置,鈍麻	

CHAPTER 9 歯科診療で使用するおもな薬剤・材料

■口腔粘膜治療薬（口内炎）

商品名	主成分	用途	パッケージ・本体
アフタッチ® 口腔用貼付剤 25μg （通称：アフタッチ）	トリアムシノロン アセトニド 0.025mg/錠	限局した口腔内の患部に錠剤を貼付して使用	
アフタゾロン® 口腔用軟膏0.1% （通称：アフタゾロン）	デキサメタゾン 1.0mg/g	口内炎の部分に塗布して使用	
オルテクサー® 口腔用軟膏0.1%	日局トリアムシノロニアセトニド，ゲル化炭化水素，カルメロースナトリウム，サッカリンナトリウム水和物など	口内炎の部分に塗布して使用（従来のケナログに変わるもの）	
デキサメタゾン 口腔用軟膏0.1%	デキサメタゾン	口内炎の部分に塗布して使用	
テトラ・コーチゾン軟膏®	塩酸テトラサイクリン30mg/g，酢酸ヒドロコルチゾン10mg/g	口内炎の部分に塗布して使用	
ヒノポロン® 口腔用軟膏	ヒノキチオール ヒドロコルチゾン酢酸エステル アミノ安息香酸エチル	口内炎の部分に塗布して使用	

1
薬剤

223

■抜歯窩※に使用する止血薬 （※抜歯窩：歯を抜いたあとの穴）

商品名	主成分	用途	パッケージ・本体
テルプラグ®	コラーゲン	抜歯窩の止血,創面保護,肉芽形成促進	
サージセル®・アブソーバブル・ヘモスタットMD	酸化再生セルロース	創面の止血	

■ PMTC 用器材

商品名または名称	使用法，作り方	パッケージ・本体
プロキシソフト®（通称：スーパーフロス）	歯間部歯根面の清掃	
ガーゼひも	歯間部歯根面の清掃大学コメガーゼを丸めて滅菌し，自院で作製する	
歯面清掃器（プロフィーフレックス4®）	専用のパウダーで歯面の色素沈着やヤニの除去を行う	
歯面清掃器（エアフローハンディ3.0®）	専用のパウダーで歯面の色素沈着やヤニの除去を行う	

CHAPTER 9　歯科診療で使用するおもな薬剤・材料

■歯周炎治療薬

商品名	主成分	用途	パッケージ・本体
テトラサイクリン・プレステロン歯科用軟膏®（通称：TCPS軟膏）	テトラサイクリン塩酸塩，エピジヒドロコレステリン	歯周組織の炎症軽減	
テトラサイクリン・プレステロン歯科用軟膏®/カートリッジタイプ（通称：TCPS）	テトラサイクリン塩酸塩，エピジヒドロコレステリン	歯周組織の炎症軽減	
ヒノポロン®口腔用軟膏（通称：ヒノポロン）	ヒノキチオール，ヒドロコルチゾン酢酸エステル，アミノ安息香酸エチル	歯周組織の炎症軽減	
ペリオクリン®歯科用軟膏（通称：ペリオクリン）	塩酸ミノサイクリン	歯周組織の炎症軽減	
ミノサイクリン塩酸塩歯科用軟膏2%「昭和」®	塩酸ミノサイクリン	歯周組織の炎症軽減	

1

薬剤

わたしの
歯科医院
では？

225

■局所止血薬

商品名	主成分	用途	パッケージ・本体
アストリンジェント	硫酸第二鉄	止血	
歯科用TDゼット®液	塩化アルミニウム，リドカイン，塩化セチルピリジニウム	止血	
ボスミン®外用液0.1%（通称：ボスミン）	アドレナリン，亜硫酸水素ナトリウム	止血	
ビスコスタット®	硫酸第二鉄	滲出液抑制剤（歯肉圧排）	

●自院で使用する薬剤・材料を記入しましょう

商品名	主成分	用途	パッケージ

CHAPTER 9　歯科診療で使用するおもな薬剤・材料

■含嗽薬（うがい薬）

商品名	主成分	用途	パッケージ・本体
アズレンうがい液4%「ケンエー」®（通称：アズレン）	アズレンスルホン酸ナトリウム水和物	洗口	
ポビドンヨードガーグル液7%［シオエ］	日局ポビドンヨード70mg/g	洗口15 ～ 30 倍に希釈して使用	
コンクールF®（通称：コンクール）	グルコン酸クロルヘキシジン	洗口	
ネオステリン®グリーンうがい薬0.2%（通称：ネオステリングリーン）	ベンゼトニウム塩化物	洗口	
含嗽用ハチアズレ®顆粒（通称：ハチアズレ）	アズレンスルホン酸ナトリウム水和物	洗口	
バトラー®CHX洗口液（通称：CHX）	グルコン酸クロルヘキシジン	洗口	
Systema SP-Tメディカルガーグル	セチルピリジニウム塩化物水和物（CPC），グリチルリチン酸二カリウム，l-メントール,チョウジ油（添加物）ユーカリ油,アルコール	洗口	

1
薬剤

■消毒薬

商品名	主成分	用途	パッケージ・本体
イソプロパノール消毒液50%「ヨシダ」®	イソプロパノール50vol%	手指，器具	
ウエルパス®手指消毒液0.2%	0.2%ベンザルコニウム塩化物	手指	
ステリハイドL液w/v2%	1L中 グルタラール40g グルタルアルデヒドとして20g	器具	
タイサリート・プラス®	サリチル酸	手指	
タイフレッシュ・ミスト・プラス®	イルガサンDP300，孟宗竹エキス	器具	
ディスオーパ®消毒液0.55%	フタラール0.55%	器具	
デントハイド®	20%グルタラール液	器具	
ヒビスクラブ®消毒液4%	4%クロルヘキシジングルコン酸塩	手指	
ヒビソフト®消毒液0.2%	0.2%クロルヘキシジングルコン酸塩液	手指	

CHAPTER 9　歯科診療で使用するおもな薬剤・材料

■消毒薬（つづき）

商品名	主成分	用途	パッケージ・本体
5％ヒビテン®液	5％クロルヘキシジングルコン酸塩液	手指，器具	
ピューラックス®	6％次亜塩素酸ナトリウム液	手指，器具	
ベンクロジド®5％液	5％クロルヘキシジングルコン酸塩	手指，器具	
ラスノンソニック®P	グリシン系両性界面活性剤（TEGO-51）	器具	

1

薬剤

■染め出し剤（歯垢染色剤）

商品名	主成分	用途	パッケージ・本体
プロスペック®歯垢染色剤液・ジェル		歯垢染色	
Ci プラークチェッカー		歯垢染色	
デントリキッドプラークテスターAR	食用赤色106号	歯垢染色	

■義歯裏装材

商品名	主成分	用 途	パッケージ・本体
ソフリライナー®	α，ω-ジビニルポリシメチルシロキサン，ジメチルハイドロジェンポリシロキサン，二酸化ケイ素など	義歯床用長期弾性裏装	
ティッシュコンディショナーⅡ®（通称：ティッシュコンディショナー白）	PEMA，その他	粘膜調整（裏装）	
ティッシュコンディショナー®（通称：ティッシュコンディショナーピンク）	レジン	暫間裏装	
デンチャーライナー®（通称：リベース材）	PEMA，その他	義歯床用裏装	
ティッシュコンディショナーフレクトン	メテクリル酸エステルエタノールほか	義歯床用裏装	

■義歯安定剤

商品名	主成分	用 途	パッケージ
ファストン®	天然カラヤガム	義歯の吸着安定	

CHAPTER 9　歯科診療で使用するおもな薬剤・材料

■義歯洗浄剤

商品名	主成分	用途	パッケージ・本体
ラバラックD®	次亜塩素酸ナトリウム	義歯洗浄	
クイックデンチャークリーナー	次亜塩素酸ナトリウム	義歯洗浄	
フィジオクリーンプロ 色素用Ⅱ	次亜塩素酸ナトリウム	義歯洗浄	

■即時重合レジン（即重）

商品名	主成分	用途	パッケージ・本体
オルソファスト®	粉：ポリメチルメタフレート 液：メチルメタクリレート	スプリントやリテーナー用の透明レジンで赤と透明の2色がある	
プロビナイス®	粉：メタクリル酸エステル重合体 液：メタクリル酸エステル	アクリル系レジンTEK，義歯修理などに使用する.赤と白色がある	
ユニファスト®・トラッド	粉：メタクリル酸エステル重合体 液：メタクリル酸エステル	TEK，義歯修理などに使用する.赤，白の2色がある	
ユニファストⅢ	粉末：メタクリル酸エステル重合体 液：メタクリル酸メチル	暫間インレー，クラウン，ブリッジ等の作製，義歯床の修理等に用いる	
パターンレジン®	粉：メタクリル酸エステル重合体 液：メタクリル酸メチル	ろう着の位置決めに使用する	

231

■歯周包填剤

商品名	主成分	用途	パッケージ・本体
コーパック® ハード&ファースト （※通常はこちらがおすすめ）	酸化亜鉛, 酸化マグネシウム	歯周包帯	
コーパック®レギュラー	酸化亜鉛, 酸化マグネシウム	歯周包帯	

■歯面研磨剤

商品名	主成分	用途	パッケージ・本体
PTCペースト （レギュラー：粗研磨用／ファイン：仕上げ研磨用）	レギュラー：モノフルオロリン酸ナトリウム ファイン：グリチルリチン酸ジカリウム, 塩酸クロルヘキシジン フッ化ナトリウム	歯面研磨	
メルサージュ® レギュラー：粗粒 ファイン：細粒	パーミス, グリセリン CMC, モノフルオロリン酸ナトリウム	歯面研磨	
	シリカ, グリセリン CMC, モノフルオロリン酸ナトリウム		
プロフィーペースト®Pro	フッ化ナトリウム 0.1% 無水ケイ酸	歯面研磨	
リナメル トリートメント ペースト®	ヒドロキシアパタイト	歯面研磨	

CHAPTER 9　歯科診療で使用するおもな薬剤・材料

■歯磨剤など

商品名	主成分	用途	パッケージ・本体
ジェルコートF®	ポリリン酸ナトリウム，フッ化ナトリウム塩酸クロルヘキシジン	歯磨剤	
メルサージュヒスケア®	硝酸カリウム，乳酸アルミニウム，マクロゴール400，フッ化ナトリウム，無水ケイ酸，結晶セルロース，濃グリセリン	歯磨剤	
Systema SP-Tジェル	酢酸トコフェロール（ビタミンE），フッ化ナトリウム（フッ素として1,450ppm），ラウロイルサルコシンNa，イソプロピルメチルフェノール（IPMP），トラネキサム酸，β-グリチルリチン酸	歯磨剤	
Check-Up ジェル	バ ナ ナ：500ppm（フッ化ナトリウム）ピーチ，グレープ，レモンティー：950ppm（フッ化ナトリウム）ミ ン ト：1,450ppm（フッ化ナトリウム），塩化セチルピリジニウム	歯磨剤	

■表面麻酔剤（OA）

商品名	主成分	用途	パッケージ・本体
ジンジカインゲル20%	アミノ安息香酸エチル	表面麻酔	
ビーゾカイン歯科用ゼリー20%	アミノ安息香酸エチル	表面麻酔	
キシロカイン®ゼリー2%	リドカイン	表面麻酔	
キシロカイン®ポンプスプレー8%	リドカイン	表面麻酔	

1　薬剤

■ワックス

商品名	主成分	用途	パッケージ・本体
ニューステッキーワックス®	天然樹脂 パラフィンワックス 蜜ろう	接着	
モデルセメント®（スティッキーワックス）	ビーズワックス，ガムダマー カルナバワックス	仮着	
パラフィンワックス®	パラフィンワックス，蜜ろう，カルナバワックス，ダンマー	圧接 人工歯維持	
ユーティリティーワックス®	マイクロクリスタン，パラフィンワックス，その他	トレーのスペーサーなど	

■補綴物適合チェック材料

商品名	主成分	用途	パッケージ・本体
フィットチェッカーⅡ®	ホワイトシリコーン（ポリシロキサン，無水ケイ酸，ポリエチルシリケート，ワセリン）	義歯，クラウンなどの適合チェック	
フィットチェッカー®ONE	ホワイトシリコーン（ポリシロキサン，無水ケイ酸，ポリエチルシリケート，ワセリン）	義歯，クラウンなどの適合チェック	

CHAPTER 9 歯科診療で使用するおもな薬剤・材料

■咬合紙など

商品名	主成分	用途	パッケージ・本体
OCCLUSAL CHECK-UP FILM（咬合検査用フィルム）		咬合検査	
ジーシーアーティキュレイティングペーパー®		咬合検査	
プリカット咬合紙 赤・青（1/2サイズ）		咬合検査	
咬合紙ホルダー		咬合検査	
ブルーレッドラダー		咬合検査	

1 薬剤

■その他

商品名	主成分	用途	パッケージ・本体
ココアバター®	ワセリン，ココアバター	防湿剤	
ワセリン	ワセリン	防湿剤	
マクロゴール（通称：水溶性ワセリン）	エチレンオキシド水	軟膏基剤 皮膚保護剤	

235

② セメント・仮着材・仮封材

歯にクラウンなどを仮づけ（仮着）したり合着したりするためのセメントや仮ふさぎ（仮封）用の材料です
（空欄には自院で使用する材料を記入しましょう）

■セメントと仮着材・仮封材の種類

セメントとは，インレー，クラウン，ブリッジなどを歯に合着・接着させるために使用する材料です．

用 途	種 類	商品名	パッケージ・本体
合着用セメント	グラスアイオノマー系	ハイボンドレジグラス®	
		ビトレマー® ルーティングセメント	
		フジリュート®	
		リライエックス™ ルーティングプラス	

CHAPTER 9　歯科診療で使用するおもな薬剤・材料

■セメントと仮着材・仮封材の種類（つづき）

用 途	種 類	商品名	パッケージ・本体
合着用セメント	レジン系	レジセム EX®	
		SA ルーティング® Multi	
		パナビア®	
		ジーセム® ONE neo	
		フジルーティング® EX Plus カートリッジ	
		ビューティーリンク SA	
		リライエックス™ ユニバーサルレジンセメント	
		イオノタイト® F	

2

セメント・仮着材・仮封材

■セメントと仮着材・仮封材の種類（つづき）

用途	種類	商品名		パッケージ・本体
合着用セメント	カルボキシレート系	ハイボンドカルボセメント®		
仮着材		ハイボンドテンポラリーセメント®	ソフト（通称：ハイボンドソフト）	
			ハード（通称：ハイボンドハード）	
	ユージノール系（歯髄鎮静作用あり）	テンプボンド®		
		ネオダイン®EZペースト		
		ネオダイン®-α		
	非ユージノール系	フリージノールテンポラリーパック®（通称：テンポラリーパック）		
		テンプボンド NE		

CHAPTER 9 歯科診療で使用するおもな薬剤・材料

仮封材	樹脂系 （熱可塑性）	テンポラリーストッピング®	
	水硬性	キャビトン®	
		キャビトン®ファスト	
		ハイシール®	
	軟質レジン系	デュラシール®	
		PRG プロテクトシール®	
		フィットシール®	
接着用	MMA 系	スーパーボンド C&B®	
		マルチボンド® II	

2

セメント・仮着材・仮封材

■裏装・築造など

用途	種類	商品名	パッケージ・本体
裏装 築造	歯科裏装用 高分子材料	バルクベースハードⅡ	
裏装	ファイバー強化型フロアブルコンポジット	エバーエックスフロー	

※記載された製品は代表的な薬品などで，新製品に代替わりしているものや，パッケージが変更になっているものがあります．自院で使用しているものが旧タイプであったり，新タイプであるならば，変更した写真を貼るなどして生きたマニュアルになるよう工夫してください

●髪の毛の色カラーチャート

髪の毛の色見本（p.9 参照）

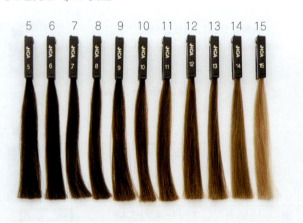

カラーリングレベルスケール（日本ヘアカラー協会）
※参考
（NPO法人日本ヘアカラー協会カラーリングレベルスケール）

※日本航空客室乗務員は写真のカラーリングレベルスケール6番までの色（全日空はヘアカラーを認めない）
ホテルではレベル7までとしているところが多い

［協力企業一覧］

株式会社 モリタ製作所

株式会社 YDM

株式会社 ナカニシ

株式会社 ジーシー

株式会社 トクヤマデンタル

株式会社 松風

株式会社 茂久田商会

ヒューフレディジャパン合同会社

ケーオーデンタル株式会社

株式会社マイクロテック

謝 辞

　このマニュアルは荒巻及川歯科医院と吉祥寺南歯科の新人研修テキストがその基本となっています．本書を作成するためにさまざまな方々のご協力をいただきました．医療法人社団慈成会荒巻及川歯科医院理事長の江澤眞惠先生，武田周五郎先生，歯科衛生士：千葉直子，及川由貴子，柴田かおり，佐藤明莉，歯科助手：川岸　惠，阿部加奈および吉祥寺南歯科 歯科医師：神尾玲奈，歯科衛生士：肥塚早苗，越川　遥，歯科助手：藤江　穂，小松 アジェイ ジルの各氏に感謝いたします．また，歯科機材については㈱ YDM，㈱モリタ製作所，㈱ナカニシ，㈱ジーシー，㈱トクヤマデンタル，㈱松風，㈱茂久田商会，ヒューフレディジャパン合同会社，ケーオーデンタル㈱，㈱マイクロテックほかの方々にご協力をいただきました．さらに，X 線撮影については，日本大学歯学部歯科放射線学講座教授 新井嘉則先生に，また外科領域の内容について日本大学歯学部口腔外科学講座 生木俊輔先生にアドバイスをしていただきました．介護については後藤隆太郎氏に助言をいただきました．ここに改めて御礼申しあげます．

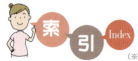

索引 Index

（※商品名の®は便宜上ここでは省略しています）

あ

アイオノジット ・・・・・・・・・144, 145
アーティキュレイティングペーパー・・・235
アクリノール・・・・・・・64
アストリンジェント・・226
アズレンうがい液 4% ・・・・・・・・・・・・227
アセサイド・・・・・・・・64
アタッチメントロス・・112
アフタゾロン・・・・・・223
アフタッチ・・・・・・・・223
アポイント受付・・・・・20
アルギン酸・・・・・・・・177
アルギン酸印象材の練和 ・・・・・・・・・180, 196
アルギン酸用スパチュラ ・・・・・・・・・・・・207
アルコールトーチ・・・183
アルコールワッテ・・・56
アルジネート印象材の練和 ・・・・・・・・・・・・194
アンチホルミン・・157,217
アンレー・・・・・・・・・・53
あいさつ・・・・・・・・・・4
厚さゲージ・・・・・・・188
按頭台の位置・・・・・・35
RCプレップ・・・・・・216
RPIクラスプ・・・・・179
い イオノタイト・・・・・237
イソジン・・・・・64, 227
イソプロパノール消毒液 ・・・・・・・・・64, 228
インサイザルガイド・・188
インサイザルピン・・・188
インジケーター・・・・48
インプラント・・・・・・47
インプレッショントレーコンパウンド・・・・・189
インレー・・・44, 45, 46, 53, 175
移乗・・・・・・・・・・・・17
医療器具の消毒・・・・64
医療の目的・・・・・・・・2
印象材・・・・・・・・・176
印象採得・・・・・・・・176
印象採得の流れ・・・196
印象材の練和・・180, 196
EMR・・・52, 148, 151, 156
EOG滅菌・・・・・・・・65
EDTA・・・・・・・・・152
EPT・・・・・・・・・・・52
EPP・・・・・・・・・・・52
In・・・・・・・・・53, 175
う ウエルパス・・・・・・228
うがい薬・・・・・・・・227
う窩消毒剤・・・・・・144
う蝕・・・・・・・50, 138
う蝕の検査法・・・・・140
う蝕検知薬・・・・・・221
う蝕処置・・・・・・・138
う蝕予防薬・・・・・・220
受付業務・・・・・18, 24
え エアスケーラー・・・58, 59, 124
エアータービン・・58, 98, 100
エアフロー・・・125, 224
エーカースクラスプ・・179
エキスプローラー・・・60
エタノール・・・・・・・64
エチボンドプラス・・130
エチレンオキサイドガス滅菌・・・・・・・・・・・65
エッチング・・・・・・141
エナメル質・・・・・・46
エバーエックスフロー・・240
エバンス刀・・・・・・192
エピネフリン・・・・・94
エレベーター・・162, 163
エンジン・・・・・98, 102
エンド用エンジン・・・154
エンド用バー・・99, 102, 154
エンド用ピンセット・・158
エンド用ファイル・・・152
永久歯・・・・・・・・・38
鋭匙型スケーラー・・・123
塩酸プロピトカイン製剤 ・・・・・・・・・・・・94
塩酸メピバカイン製剤 ・・・・・・・・・・・・94
遠心・・・・・・・・42, 43
HET・・・・・・・・・・51
Hファイル・・・・・・150
AED・・・・・・・・・213
AA・・・・・・・・・・・51
ADゲル・・・・・・・145
Ext・・・・・・・・・・52
SAルーティング・・・237
SchA・・・・・・・・・51
SPT・・・・・・・・・111
X線・・・・・・・・・・44
X線撮影・・・・53, 82, 149, 158
X線フィルムの位置づけ ・・・・・・・・・・・・84
FOp・・・・・・126, 128
FC・・・・・・・・・・217
FCK・・・・・・・・・・53
FD・・・・・・・・・・・53
FMC・・・・・・・・・・53
FG・・・・・・・・・・217
Fバニッシュ・・・・・221
M・・・・・・・・・42, 43
MIバー・・99, 101, 142
MSコート・・・・・・221
MGS・・・・・・・・・126
MT・・・・・・・・・・52
L・・・・・・・・・42, 43

索 引

あ オートクレーブ
・・・・・・・・・・・・ 56, 65
オートミックスタイプ印象材・・・・・・・・・・・・・203
オートミックスタイプセメント・・・・・・・・・・・・137
オーラスター・・・・・・・・ 95
オーラ注歯科用カートリッジ・・・・・・・・・・ 94
オキシドール・・・・・・・・ 64
オクタプレシン・・・・・・ 94
オトガイ孔・・・・・ 44, 45
オルソファスト・・・・・・231
オルテクサー口腔用軟膏
・・・・・・・・・・・・・・223
嘔吐反射時の対応・・・・199
O・・・・・・・・・・・・ 42, 43
OA ・・・・・・・・・ 52, 92
OHI・・・・・・・・・・・・・111
OP ・・・・・・・・・・・・・ 53
Occlusal・・・・・・・ 42, 43
OCCLUSAL CHECK
UP FILM ・・・・・・・235

か
ガーゼ・・・・・・・・・・・・162
ガーゼひも・・・・・・・・・224
カートリッジ注射器・・・ 96
カーバイドバー・・・・・・ 99,
101, 102, 104
カーボランダムポイント
・・・・・・・・・・ 99, 104
ガウン・・・・・・・・・・・・ 72
ガスバーナー・・・・・・・・ 58
ガッタパーチャ・・・・・153,
158
ガッタパーチャキャリア
・・・・・・・・・・・・・・158
カリエス検知液・・・・・142,
144, 221
カリエス処置・・・・・・・・138
カリエス処置の流れ・・142
カリエスチェック・・・・221
カリエスディテクター
・・・・・・・・・・・・・・221

カルシペックス・・・・・157,
217
カルビタール・・・・・・・・218
カルボカイン EF・・・ 94
ガンタイプディスペンサー
・・・・・・・・・・・・・・203
替刃メス・・・・・・・・・・171
替刃メスホルダー・・・・171
下顎管・・・・・・・・ 44, 45
下顎孔・・・・・・・・ 44, 45
化学的消毒法・・・・・・・・ 63
化学的消毒法の分類・・・ 64
下顎頭・・・・・・・・ 44, 45
化学滅菌・・・・・・・・・・ 65
顎関節・・・・・・・・ 44, 45
下歯槽神経・・・・ 44, 45
仮着材・・・・・・・176, 238
窩洞形成・・・・・・・・・・175
仮封・・・・・・・・・・・・・156
仮封材・・・・・・・219, 239
鎌型スケーラー・・・・・・122
髪形・・・・・・・・・・・・・・ 9
髪の毛の色・・・・・ 9, 240
冠・・・・・・・・・・・・・・・178
鉗子・・・・・・・・・ 162, 164
患者説明用模型・・・・・191
患者対応・・・・・・・ 14, 24
感染根管処置・・149, 154
含嗽薬・・・・・・・・・・・227
含嗽用ハチアズレ・・・227
寒天・・・・・・・・・・・・・177
寒天コンディショナー・・・177
乾熱滅菌法・・・・・・・・・・ 65
KaVo クレーブ ・・・・・・ 56
CAD/CAM 冠・・・・・・175
き キシレステシン・・・・ 94
キシロカイン・・・・・・・・ 92
キシロカインゼリー・・・ 92
キシロカインポンプスプレー
・・・・・・・・・・・・・・ 92
キャストクラスプ・・・・179
キャナルクリーナー・・・216
キャナルシーラー・・・159,
217
キャナルス・・・・159, 217

キャビトン・・・・219, 239
キュレットタイプスケーラー・・・・・・・・・・・・123
器具の手渡し・・・・・・・ 80
技工指示書・・・・・・・・210
技工操作・・・・・・・・・・181
技工用カーバイトバー
・・・・・ 182, 183, 184,
185, 186
技工用ノギス・・180, 181
技工用バー・・・・・・・・ 99
義歯・・・・・・・・・・ 53, 178
義歯作製・・・・・・182, 183
義歯作製と調整・・・・・180
義歯修理・・・・・・・・・・184
義歯除去用鉗子・・・・・186
義歯洗浄・・・・・184, 186
義歯装着・・・・・・・・・・182
義歯調整・・・・・・・・・・182
義歯裏層材・・・・・・・・230
既製冠・・・・・・・・・・・176
器物落下・・・・・・・・・・212
基本セット・・・・ 60, 162
吸引・・・・・・・・・・・・・ 76
急患への対応・・・・・・・ 26
救急処置・・・・・・・・・・213
矯正用石こう・・・・・・・206
頬側・・・・・・・・・ 39, 42
局所止血薬・・・・・・・・226
局所麻酔薬の種類・・・・ 94
局部床義歯・・・・・・・・178
緊急時の対応・・・・・・・212
近心・・・・・・・・・ 42, 43
く くさび状欠損・・・・・・107
クッションことば・・・・・ 18
クラウン・・・44, 45, 46,
53, 175, 178
クラスプ・・・・・・・・・・179
グルーマ・・・・・・・・・・221
グルコン酸クロルヘキシジン・・・・・・・・・・・・・ 64
グルタラール・・・・・・・ 64
クレオドン・・・・・・・・216
クレゾール石けん液・・・ 64
クレフト・・・・・・・・・・107

243

グローブ・・・・・・・・・・69
車椅子・・・・・・・・・・・17
車椅子の患者さんの誘導
・・・・・・・・・・・・・36
Cr・・・・・・・・・・・・175
けゲージ・・・・・・・・・188
ケナログ・・・・・・・・223
ケミクレーブ・・・・・・・65
形成・・・・・・・・・・・175
形成の流れ・・・・・・・・176
外科用鋭匙・・・・162, 166
外科用ガウン・・・・・・・72
外科用キュレット・・・・127
外科用ピンセット・・・・162,
166
血圧計・・・・・・・168, 213
血管収縮剤の種類・・・・・94
欠損歯・・・・・・・・・・52
見学の心得・・・・・・・・10
犬歯・・・・・・・・・・・39
研磨材・・・・・・182, 184
研磨セット・・・・・146, 147
研磨用ストリップス
・・・・・・・・・146, 147
研磨用バー・・・・・・・147
Kファイル・・・・・・・150
K-エッチャント GEL
・・・・・・・・・・・141
こコア・・・・・・・44, 45
ゴアテックス・・・・・・130
コア用レジン・・・・・・174
コーパック・・・・133, 232
コーン・・・・・・・・・・83
ココアバター・・・・・・235
コンクール F・・・・・・227
コントラ・・59, 98, 103
コントラ用バー・・99, 103
コントロールパネル・・・58
コンパウンド・・・・・・189
コンビネーションクラスプ
・・・・・・・・・・・179
コンポジットレジン
・・・・・・・・・146, 147
コンポジットレジン充塡の
手順・・・・・・・・・144

鉤・・・・・・・・・・・179
高圧蒸気滅菌・・・・・・・65
口蓋垂・・・・・・・・・・39
口蓋側・・・・・39, 42, 43
口角・・・・・・・・・・・39
口角鉤・・・・・・・・・190
口腔衛生指導・・・・・・111
口腔清掃指導・・・・・・118
口腔内撮影用カメラ・・190
口腔内撮影用ミラー・・190
口腔粘膜治療薬・・・・・223
高血圧患者の問診・・・・・31
咬合器・・・・・・・・・188
咬合採得・・・・・176, 180
咬合紙・・146, 147, 235
咬合紙ホルダー・・・・・235
咬合フィルム・・・・・・235
咬合平面板・・・・180, 181
咬合面・・・・・・42, 43
口唇・・・・・・・・・・・39
口唇排除・・・・・・・・・76
高水準消毒・・・・・・・・63
硬石こう・・・・・・・・190
高速コントラ・・・・・・・98
合着用セメント・・・・・236
口内炎・・・・・・・・・・51
高齢者への対応・・・・・・16
声かけ・・・・・・14, 16
故障対策・・・・・・・・214
骨吸収・・・・・・・・・126
骨折・・・・・・・・44, 45
骨ノミ・・・・・・・・・127
骨膜下膿瘍・・・・・・・・51
骨ヤスリ・・・・・・・・165
言葉づかい・・・・・・4, 5
子どもの患者対応・・・・・14
根管拡大・・・・・・・・156
根管口の位置・数・・・・155
根管充塡・・・・・148, 158
根管充塡材・・・・・44, 45
根管洗浄・・・・・・・・156
根管長測定・・・・151, 156
根管貼薬・・・・・・・・156
根管治療・・・・・148, 156
根管治療薬・・・・・・・216

根管バキューム・・・・・158
根管用ファイル・・・・・152
混合歯列・・・・・・・・・40
根尖性歯周炎・・50, 148,
149
根尖病巣・・・44, 45, 46
根尖病巣・・・・・・・・154
根分岐部病変・・・・44, 45
根分岐部病変の分離・・・114
4/5 冠・・・・・・・・175

さサージカルブレード・・・127
サージセル・・・・162, 224
サポーティブペリオドンタ
ルセラピー・・・・・・111
サホライド・・・・220, 222
サンドブラスター・・・・193
サンドブラスト・・・・・193
災害時の対策・・・・・・214
再診患者への対応・・・・・25
殺菌・・・・・・・・・・・62
差別用語・・・・・・・・・6
暫間被覆冠・・・・・・・・53
残根用エレベーター
・・・・・・・・163, 173
酸素ボンベ・・・・・・・213
シーティー(CT)・・49, 90
しジーピーソルベント
・・・・・・・・・・・218
ジーセム・・・・・・・・237
シーラー・・・・・158, 159
シーラント・・・・・・・140
シーラントの手順・・・・141
シールドフォース・・・・222
シェードガイド・・・・・146,
180, 181
シェードテイキング・・146
ジェルコート F・・・・・233
システマ歯科用オーラルヘ
ルスタブレット・・・・117
システマ SR-T メディカル
ガーブル・・・・・・・227
システマ SR-T ジェル
・・・・・・・・・・・233

244

索 引

シタネスト‥‥‥‥‥ 94
シックルタイプスケーラー
‥‥‥‥‥‥‥‥ 122
シャーカステン‥‥‥ 59
ジャケットクラウン‥ 175
シリケート充填器‥‥ 139,
145, 146
シリコン印象材‥‥‥ 200
シリコン印象材の練和
‥‥‥‥‥‥‥‥ 201
シリコンポイント‥‥ 99,
102, 103, 104
シリンジ‥‥‥ 152, 156
ジンジカインゲル‥‥ 92,
145, 168, 233
ジンパッカー‥‥‥‥ 176
ジンパック‥‥‥‥‥ 176
次亜塩素酸ナトリウム
‥‥‥‥‥‥‥‥ 64
歯科技工所への発注‥ 210
歯科用CT‥‥‥‥‥ 90
歯科用TDゼット‥‥ 226
歯科用キシロカイン‥ 94
歯科用キシロカインスプ
レー‥‥‥‥‥‥ 92
歯科用シタネスト‥‥ 94
歯冠‥‥‥‥‥‥‥‥ 46
歯冠形成‥‥‥‥‥‥ 176
歯間刺激子‥‥‥‥‥ 121
歯冠修復‥‥‥‥‥‥ 174
歯冠修復の種類‥‥‥ 175
歯冠修復の流れ‥‥‥ 174
歯間ブラシ‥‥‥‥‥ 120
止血鉗子‥‥‥ 127, 162,
167
歯根‥‥‥‥‥‥‥‥ 46
歯根嚢胞‥‥ 44, 45, 51
歯根膜腔‥‥‥‥‥‥ 46
歯式‥‥‥‥‥‥‥‥ 42
歯周炎‥‥ 50, 106, 108
歯周炎治療薬‥‥‥‥ 225
歯周外科処置‥‥‥‥ 126
歯周治療‥‥‥‥‥‥ 106
歯周治療の流れ‥‥‥ 110
歯周病‥‥‥‥‥‥‥ 106

歯周病の原因‥‥‥‥ 106
歯周病の進行‥‥‥‥ 108
歯周病の分類‥‥‥‥ 106
歯周病検査‥‥‥‥‥ 112
歯周包帯‥‥‥‥‥‥ 133
歯周包帯剤‥‥‥‥‥ 232
歯周ポケット掻爬‥‥ 126,
129
歯周ポケット掻爬術の流れ
‥‥‥‥‥‥‥‥ 129
歯周ポケット測定‥‥ 112
持針器‥‥‥‥ 127, 172
歯髄（腔）‥‥‥‥‥ 46
歯髄炎‥ 50, 148, 149,
154
歯髄診断器‥‥ 149, 155
歯髄電気診査‥‥‥‥ 52
歯髄病変‥‥‥‥‥‥ 154
歯髄覆罩‥‥‥ 142, 144
歯髄覆罩剤‥‥‥‥‥ 216
歯槽骨‥‥‥‥‥‥‥ 46
歯槽骨鋭縁‥‥‥‥‥ 51
歯槽骨吸収‥‥‥‥‥ 107
歯槽膿瘍‥‥‥‥‥‥ 51
失活歯‥‥‥‥‥‥‥ 174
室内の消毒‥‥‥‥‥ 64
試適‥‥‥‥‥‥‥‥ 182
自動現像機‥‥‥‥‥ 88
自動注油装置‥‥‥‥ 56
自動練和器‥‥ 195, 202
歯内処置‥‥‥‥‥‥ 148
歯内処置の流れ‥‥‥ 149
歯肉圧排‥‥‥‥‥‥ 176
歯肉炎‥‥ 50, 106, 108
歯肉歯槽粘膜手術‥‥ 126
歯肉切除‥‥‥‥‥‥ 126
歯肉増殖‥‥‥ 107, 126
歯肉退縮‥‥‥‥‥‥ 107
歯肉膿瘍‥‥‥‥‥‥ 51
歯肉剝離子‥‥ 127, 171
歯肉剝離掻爬手術‥‥ 126,
128
歯肉バサミ‥‥ 127, 172
歯磨剤‥‥‥‥‥‥‥ 233
歯面研磨剤‥‥‥‥‥ 232

歯面清掃器‥‥ 125, 224
煮沸消毒‥‥‥‥‥‥ 63
重合安定剤‥‥‥‥‥ 186
手指・皮膚の消毒‥‥ 64
手術野の消毒‥‥‥‥ 64
手用スケーラー‥‥‥ 122
障害者への対応‥‥‥ 16
上顎洞‥‥‥‥‥ 44, 45
小臼歯‥‥‥‥‥‥‥ 39
照射筒‥‥‥‥‥‥‥ 83
症状と準備物‥‥‥‥ 28
焼石こう‥‥‥‥‥‥ 206
小帯の位置異常‥‥‥ 126
正中‥‥‥‥‥‥ 38, 43
消毒‥‥‥‥‥‥‥‥ 62
消毒法の分類‥‥‥‥ 63
消毒薬‥‥‥‥‥‥‥ 228
消毒用エタノール‥‥ 64
小児患者への対応‥‥ 14
除菌‥‥‥‥‥‥‥‥ 62
褥瘡性潰瘍‥‥‥‥‥ 50
初診患者への対応‥‥ 24
真空埋没器‥‥ 207, 208
人工歯‥‥‥‥‥‥‥ 179
人工歯配列‥‥ 182, 183
診察カード‥‥‥‥‥ 24
浸潤麻酔‥‥‥‥‥‥ 52
浸潤麻酔法‥‥‥ 92, 93
唇側‥‥‥‥‥‥‥‥ 39
浸麻‥‥‥‥‥ 52, 92
診察室の管理‥‥‥‥ 54
診察前後の準備‥‥‥ 54
診察用ルーペ‥‥‥‥ 193
C‥‥‥‥‥‥ 50, 138
G‥‥‥‥‥‥‥‥‥ 50
Ciプラークチェッカー
‥‥‥‥‥‥‥‥ 229
Cr‥‥‥‥‥‥‥‥ 53
CR‥‥‥‥‥ 146, 147
CH充填‥‥‥‥‥‥ 175
──の手順‥‥‥‥ 144
CEJ‥‥‥‥‥ 112
ChB‥‥‥‥‥‥‥ 52
GA‥‥‥‥‥‥‥‥ 50
GEct‥‥‥‥‥‥ 126

CO ･･････････ 50, 138
CC ･････････････ 217
C₃ ･････････ 50, 138
C₂ ･････････ 50, 138
CT ･･･････････････ 90
CDT ･････････････ 52
C₄ ･････････ 50, 138
C₁ ･････････ 50, 138
JG ･････････････ 217
10枚法 ･･････････ 47
14枚法 ･･････････ 48
🟠スーパーフロス･･224
スーパーボンドC&B
　･･････････････ 239
スクラッピング法･･･119
スクリューピン･････174
スクリューポスト･････174
スケーリング･･111, 122
スタディモデル･･････53
スティッキーワックス
　････････････････234
スティップリング･･･107
ステラーゼ･･･････168
ステリハイドL
　･･････････ 64, 228
ストッパー･･････････60
ストレート･････ 98, 104
スナップアウト･･････198
スパチュラ･･･ 194, 207
スピットン･･･････････58
スプーンエキスカベータ
　････････････142, 144
スプレー･･････････ 78
スプレッダー･･ 153, 158
スメアクリーン･････152,
157, 216
スリーウェイシリンジ
　･･･････ 58, 59, 78
スリーピークプライヤー
　･････････ 182, 183
水硬性仮封材･･････157
水硬性セメント･････135
垂直加圧根管充填･･158
垂直型骨吸収･･･････107
水平型骨吸収･･････107

水平埋伏智歯･･････51
Stom ････････････ 50
🟠セット･･･････････182
セメント････ 134, 236
セメントーエナメル境
　･･････････ 46, 112
セメントーオートミックス
　タイプ････････137
セメントーグラスアイオノ
　マー･････････134
セメント水硬性････135
セメントーペーストタイプ
　･･････････････136
セメント質･･････････46
セメント練和･･････134
舌排除･･････････････77
生活歯･･････････････174
正常歯肉･･････････107
生食水･･････････････162
切縁･･････････････43
石こう･･････････････206
石こうの種類･･･････206
石こうの練和･･････207
石こう鉗子･･･ 192, 209
石こう注入･････ 55, 57
石こう刀･･････････192
石こう用スパチュラ
　･････････････207
舌側･････ 39, 42, 43
線鉤･･････････････179
洗口剤･･････････････117
洗浄・滅菌の流れ･･66
前装冠･･････････････175
全部床義歯･･･････53
全部被覆冠･･････175
🟠ソフリライナー････230
ソフトレッチ･････130
総義歯･･･････ 53, 178
象牙質･･････････････46
象牙質知覚過敏症･･51
創傷部位の消毒･･･64
即時重合レジン･･･176,
189
即時重合レジンの筆積み
　･･････････････177

側切歯･･････････････39
側方加圧根管充填･･158

🟠た
タービン･･ 59, 98, 100
タービン用バー･･ 99,
102, 142, 154,
173, 176
大臼歯･･････････････39
タイサリート・プラス･･･
　･･････････････228
タイフレッシュ・ミスト・
　プラス･･･････228
タイマー･･･････････59
ダイヤモンドバー･･ 99,
100
ダツリ･･･････････52
脱離（脱落）･･･････52
縦磨き法･･･････118
探針･･････････････60
単純縫合･･････････131
断続縫合･･････････131
WZ ････････････ 51
🟠ち チェックバイト･････52
チゼル･･････････127
チャート･･････････114
知覚過敏治療薬･･･221
智歯･･････････････38
智歯周囲炎･･････51
注射器･･･････ 93, 162
注射器の取扱い･･･93
中水準消毒･･････63
中切歯･･････････39
鋳造鉤･･････････179
超音波スケーラー･･58,
124
超音波洗浄機･･ 56, 184,
186
超硬石こう･･････206
治療終了後の対応･･35
Check-Up ジェル･･233
🟠て ティースメイト･･･141,
222
ディスオーパ･･ 64, 228
ディスク･･････ 99, 105

246

索 引

ティッシュコンディショナー‥‥‥‥‥230
ティッシュコンディショナーⅡ‥‥‥‥‥230
ティッシュコンディショナーフレクトン‥‥230
ティッシュフォーセップス‥‥‥‥‥‥‥167
ティッシュプライヤー‥‥‥‥127, 167
デキサント‥‥‥‥‥‥64
デキサメタゾン口腔用‥‥‥‥‥‥‥223
テゴー 51‥‥‥‥64
デジテスト‥‥‥‥‥155
デック‥‥‥53, 176
テトラ・コーチゾン軟膏‥‥‥‥‥‥‥223
テトラサイクリンプレステロン歯科用軟膏‥‥‥225
テトラ綿‥‥‥‥‥56
デュラシール‥219, 239
テリトリー‥‥‥‥‥10
テルプラグ‥‥‥‥224
デンタル‥‥‥‥‥53
デンタル 10 枚法‥‥‥‥‥‥‥47, 84
デンタル 14 枚法‥‥‥‥‥‥‥48, 85
デンタル X 線写真‥‥‥46
デンタル X 線写真撮影‥‥‥‥‥‥‥82
デンタルフィルムホルダー‥‥‥‥‥‥‥48
デンチャー‥‥‥‥‥53
デントハイド‥‥‥‥228
デントリキッドプラークテスター‥‥‥‥‥229
テンプボンド‥‥‥‥238
テンポラリークラウン‥‥‥‥‥53, 176
テンポラリークラウン撤去用鉗子‥‥‥‥‥188
テンポラリーストッピング‥‥‥‥‥219, 239

テンポラリーパック‥‥238
テンポラリーブリッジ‥‥‥‥‥‥‥176
低水準消毒‥‥‥‥‥63
停電‥‥‥‥‥‥214
手袋‥‥‥‥‥‥69
電気的根管長測定‥‥‥52
電気的根管長測定器‥‥‥‥149, 151, 156
伝達麻酔‥‥‥‥‥52
伝達麻酔法‥‥‥92, 93
伝（達）麻（酔）用注射器‥‥‥‥‥‥‥173
電動注射器‥‥‥‥‥95
伝麻‥‥‥52, 92, 93
電話応対‥‥‥‥‥18
D‥‥‥‥42, 43, 53
D キャビオス MTA‥218
Distal‥‥‥‥42, 43
TCPS‥‥‥‥‥225
TD ゼット‥‥‥‥226
TEK（TeC）‥53, 176
Dul‥‥‥‥‥50
トライオートmini‥153
トリミング‥‥‥‥181
トリンマー‥‥‥‥209
トレー‥‥‥176, 180
トレー試適‥‥‥‥196
トレー撤去‥‥‥‥198
東海アクリノール‥‥‥64
動揺度‥‥‥‥‥113
10 カウント法‥‥‥15

ナノシール‥‥‥‥222
ナビゲージ‥‥‥‥177
軟化象牙質検査‥‥‥52
難抜歯‥‥‥‥‥170
ニッケルチタンファイル‥‥‥‥152, 154
ニューサンストーン‥206
ニューフジロック‥‥206
ニュプラストーン‥‥206
ニュープレッシャーポット‥‥184,185,186,187

握り持ち‥‥‥‥‥76
入室～ユニットへの誘導‥‥‥‥‥‥‥32
乳歯列‥‥‥‥‥41
Nurolon‥‥‥‥130
ネオクリーナー‥152, 157, 216
ネオグリセリロール‥‥‥‥‥‥‥217
ネオステリン‥‥‥227
ネオダイン‥219, 238
ネオダイン EZ ペースト‥‥‥‥‥‥‥238
ノリタケスーパーロック‥‥‥‥‥‥‥206
ノルエピネフリン‥‥‥94

バー‥‥‥‥‥98
バーティカル‥‥‥‥158
バードーパーカー‥‥192
バードビークプライヤー‥‥‥‥‥182, 183
バーナー‥‥‥59, 180, 181, 182, 183
バーナル‥‥‥‥‥222
パーシャルデンチャー‥‥‥‥‥‥‥53
パームグリップ‥‥‥76
ハイアミン‥‥‥‥64
バイクリルプラス‥‥130
ハイシール‥157, 239
バイト‥‥‥176, 180
バイトミキシングチップ‥‥‥‥‥‥‥203
バイト用シリコン‥‥176
バイト用ワックス‥‥176
ハイブリットコート‥222
ハイボンドカルボセメント‥‥‥‥‥‥‥238
ハイボンドテンポラリーセメント‥‥‥135, 238
ハイボンドレジンワックス‥‥‥‥‥‥‥236
バキューム‥58, 60, 76

247

バス法‥‥‥‥‥‥118
ハセツ‥‥‥‥‥52
パターンレジン‥‥‥231
ハチアズレ‥‥‥‥227
バトラー CHX 洗口液
‥‥‥‥‥‥227
パナビア‥‥‥‥‥237
パノラマ X 線‥44、53、85
パノラマ X 線写真撮影
‥‥‥‥‥‥86
パラフィンワックス
‥‥‥‥‥189、234
バルクベースハードⅡ‥240
パルスオキシメータ
‥‥‥‥‥168、213
ハンドピース‥‥‥‥98
ハンドピース用バー‥99
パントモ‥‥‥44、52
排泄物消毒‥‥‥‥64
排唾管‥‥‥‥‥58
背板‥‥‥‥‥58
剥離子‥‥‥‥‥171
破骨鉗子‥‥‥165、171
破折（破損）‥‥‥‥52
破折義歯‥‥‥‥185
抜歯‥‥‥‥52、162
抜歯の流れ‥‥‥168
抜歯窩使用薬‥‥‥224
抜歯後の説明‥‥‥169
抜髄‥‥149、154、156
抜髄針‥‥‥‥‥156
歯と口腔の名称‥‥‥38
歯の痛みと症状‥‥‥28
Buccal‥‥‥‥42、43
Palatal‥‥‥‥42、43
ひ ピーゾカイン歯科用ゼ
リー‥‥‥92、233
ビスコスタット‥‥‥226
ビスタ 300‥‥‥‥64
ビタペックス‥‥‥218
ピックポイント‥‥‥99、104、182、183、184、186

ビトレマールーティングセ
メント‥‥‥‥236
ヒノポロン‥‥‥225
ヒノポロン口腔用軟膏
‥‥‥‥‥‥223
ヒビスクラブ‥‥‥228
ヒビソフト‥‥‥229
ヒビテン‥‥64、229
ビューティリンク SA
‥‥‥‥‥‥237
ビューラックス‥‥‥64、229
ピンセット‥‥60、166
光重合照射器‥‥‥141、146、147
鼻唇溝‥‥‥‥‥39
表面麻酔‥‥‥‥52
表面麻酔法‥‥‥92
表面麻酔薬‥‥‥162
表面麻酔薬の種類‥‥92
B‥‥‥‥‥42、43
BOP‥‥‥‥‥113
Br‥‥‥‥‥175
P (palatal)‥‥42、43
P（歯周炎）‥‥‥50
PRG プロテクトシール
‥‥‥‥‥‥219
PMTC‥‥‥‥‥111
PMTC 用器材‥‥‥224
PMTC 用コントラ‥98、103
PCur‥‥‥126、129
PTC ペースト‥‥‥232
PD‥‥‥‥‥53
Hys‥‥‥‥‥51
VITA シェード‥‥‥181
ふ ファーケーションプロー
ブ‥‥‥‥‥114
ファイバーポスト‥‥174
ファイル‥‥127、150
ノアストン‥‥‥230
フィステル‥‥‥‥50
フィットシール‥‥219、239
フィットチェッカーⅡ‥183、234

フィットチェッカー ONE
‥‥‥‥‥183、234
フィルムカセッテ‥‥86
フィルムホルダー‥‥82
フィンガールーラー‥150
フェイスボウ‥‥‥189
フェストゥーン‥‥‥107
フォーンズ法‥‥‥119
フォースデンティン‥222
フジリュート‥‥‥236
フジルーティング‥‥237
フタラール‥‥‥‥64
フットコントローラー
‥‥‥‥‥‥58
プラークコントロール
‥‥‥‥‥‥116
プラガー‥‥153、158
ブラケットテーブル‥58
ブラッシング法‥‥‥118
フラップ手術‥126、128
フリージノールテンポラ
リーパック‥‥‥238
プリカット咬合紙‥‥235
ブリッジ‥‥175、178
フルオールゼリー‥‥220
フルクラウン‥‥‥175
フルデンチャー‥‥‥53
ブルーレッドラダー‥235
ブレイド‥‥‥‥130
ブレードホルダー‥‥127
フレックスマスター‥153
プレッシャーポット
‥‥184、185、186、187
プレパレーション‥‥175
プレパレーションの流れ
‥‥‥‥‥‥176
ブローチ‥‥‥‥160
ブローチホルダー‥‥160
フローデンフォーム‥220
プロービング‥‥‥112
プロービングデプス‥112
プロキシソフト‥‥‥224
フロス‥‥‥‥‥120
プロスペック‥‥‥229
プロテーパー‥‥153、154

248

プロバイオティクス‥117
プロビナイス‥‥‥‥231
プロフィーフレックス
‥‥‥‥‥‥125，224
プロフィーペースト‥232
プロルートMTA‥‥‥218
覆髄剤‥‥‥‥‥‥‥216
付着喪失‥‥‥‥‥‥112
普通石こう‥‥‥‥‥206
普通抜歯‥‥‥‥‥‥162
物理的消毒法‥‥‥‥63
筆積み法‥‥‥‥177，189
部分床義歯‥‥‥‥‥53
Pul‥‥‥50，148，149
Per‥‥‥‥‥‥‥‥50
ヘアカラー‥‥‥9，240
ペースト・ペーストタイプ
セメント‥‥‥‥‥136
ペーパーコーン‥‥‥99，
105
ペーパーポイント‥‥158，
159，161
ヘクタリン‥‥‥‥‥64
ヘッドレスト‥‥‥34，58
ヘッドレストの位置‥‥35
ヘモスタット‥‥‥‥127，
162，167
ペリオクリン歯科用軟膏
‥‥‥‥‥‥‥‥225
ペリオドン‥‥‥‥‥217
ペリオドンタルパック
‥‥‥‥‥‥‥‥133
ペンキュア2000‥‥141
ペングリップ‥‥‥‥76
ベンクロジド‥‥‥‥229
ベンザルコニウム塩化物
‥‥‥‥‥‥‥‥64
ベンゼトニウム塩化物
‥‥‥‥‥‥‥‥64
平行測定‥‥‥‥‥‥52
平測‥‥‥‥‥‥‥‥52
Perico‥‥‥‥‥‥‥51
Pcr‥‥50，148，149
ポーセレンインレー
‥‥‥‥‥‥‥‥175

ポール綿‥‥‥‥‥‥56
ホエスミン‥‥‥‥‥64
ボーンキュレット‥‥127
ポケット測定‥‥‥‥52
ボスミン‥‥‥‥‥‥226
ポビドンヨードガーグル液
‥‥‥‥‥‥‥‥227
ポリッシングブラシ‥103
ホルマリン‥‥‥‥‥64
ホワイトポイント‥‥103
ボンディング剤‥‥‥146，
147
縫合糸‥‥‥‥‥‥‥130
縫合用ピンセット‥‥166
防護エプロンのかけ方‥82
補強線‥‥‥‥‥‥‥185
保険証‥‥‥‥‥20，24
母子分離‥‥‥‥‥‥14
補助的な清掃用具‥‥120
補綴物の種類‥‥‥‥178
本印象‥‥‥‥‥‥‥180
本模型作成‥‥‥‥‥181

ま

マイクロモーター‥‥58
マナー‥‥‥‥4，8，12
マルチボンドⅡ‥‥‥239
マルモ‥‥‥‥‥‥‥53
埋伏歯‥‥‥‥‥44，45
麻酔法の種類‥‥‥‥92
慢性歯周炎‥‥‥50，51
MANIスーチャー‥‥130
ミキシングチップ‥203
ミニュームシリンジ
‥‥‥‥‥‥152，157
ミノサイクリン塩酸塩歯科
用軟膏2%‥‥‥‥225
ミラー‥‥‥‥‥‥‥190
ミルトン‥‥‥‥‥‥64
磨き砂‥‥‥‥182，184
水・粉の比率‥‥‥‥206
身だしなみ‥‥‥8，12
Millerの分類‥‥‥‥113
むし歯‥‥‥‥‥‥138
無影灯‥‥‥‥‥‥‥58

無停電電源装置‥‥‥214
メイク‥‥‥‥‥‥‥8
メタルインレー‥‥‥175
メタルコア‥‥‥‥‥174
メルサージュ‥‥‥‥232
メルサージュヒスケア
‥‥‥‥‥‥‥‥233
滅菌‥‥‥‥‥‥‥‥62
滅菌ガーゼ‥‥‥‥‥168
滅菌手袋‥‥‥‥‥‥69
滅菌袋‥‥‥‥‥‥‥68
滅菌法の分類‥‥‥‥65
綿球‥‥‥‥‥‥‥‥156
綿栓‥‥‥‥‥‥156，160
綿栓の作り方‥‥‥‥160
Mesial‥‥‥‥‥42，43
モデルセメント‥‥‥234
モノフィラメント‥‥130
モルホニン‥‥‥‥‥216
模型‥‥‥‥‥‥‥‥191
模型作製‥‥‥‥‥‥181
模型作製の流れ‥‥‥207
問診‥‥‥‥‥‥28，29

や

薬剤洗浄‥‥‥‥‥‥152
ユーカリソフト‥‥‥218
ユーティリティーワックス
‥‥‥‥‥‥189，234
ユニット‥‥‥‥‥‥58
ユニット各部の名称‥‥58
ユニット周辺のテリトリー
‥‥‥‥‥‥‥‥10
ユニファスト‥‥‥‥177，
184，185，231
誘導‥‥‥‥‥‥16，32
要観察歯‥‥‥‥‥‥50
容体急変‥‥‥‥‥‥213
抑制‥‥‥‥‥‥‥‥15
予備印象‥‥‥‥‥‥180
予防充填‥‥‥‥‥‥140
予防充填剤‥‥‥‥‥141
3/4冠‥‥‥‥‥‥‥175

ら

ライト・・・・・・・・・・・・ 34
ライトの位置・・・・・・・・ 34
ライトの操作法・・・・・・ 34
ラウンドバー・・ 99, 100,
　142, 144, 173
ラスノンソニック・・・・229
ラテラル・・・・・・・・・・158
ラバーカップ・・・ 99, 103
ラバーチップ・・・・・・・121
ラバーボール・・・・・・194
ラバラック D ・・・・・・184,
　185, 186, 231
来院患者への対応・・・・・24
リ リーマー・・・・150, 156
リキャップ・・・・・・・・・・ 94
リセッション・・・・・・・112
リゾール・・・・・・・・・・・ 64
リドカイン製剤・・・・・・・ 94
リナメルトリートメント
　ペースト・・・・・・・・・232
リバオール・・・・・・・・・ 64
リベース・・・・・・・・・・・186

リベース材・・・・186, 230
リムーバー・・・・・・・・・188
リムーバブルプライヤー
　・・・・・・・・・・・・・・・・188
リライエックスルーティン
　グプラス・・・・・・・・・236
リライエックスユニバーサル
　レジンセメント・・・・・237
略称一覧・・・・・・・・・・・ 50
両性界面活性剤・・・・・・・ 64
隣接面・・・・・・・・・・・・・ 43
Lingual ・・・・・ 42, 43
る ルートチップ・・・・・・163
ルートプレーニング
　・・・・・・・・・・・111, 122
ルーペ・・・・・・・・・・・・193
れ レーズ・・・・ 182, 183,
　184, 185, 186
レジセム EX ・・137, 237
レジンインレー・・・・・・175
レジン研磨用ポイント
　・・・・・・・・・・・・・・・・146
レジンコア・・・・・・・・・174
レジン充填・・・・・・・・・175

レジン床・・・・・・・・・・・179
レッドコート・・・・・・・229
連結子・・・・・・・・・・・・179
練成充填器・・・・・・・・・ 60
連続縫合・・・・・・・・・・・131
ろ ロールワッテ・・・・・ 56
ロングバー・・・・101, 102
ロンドフレックス・・・・193
ろう堤・・・・・・・180, 181

わ

ワイヤークラスプ・・・・179
ワセリン・・・・・・・・・・・235
ワックス・・・・・・・・・・・234
ワックススパチュラ
　・・・180, 181, 182, 183,
　192
ワックス用プレート
　・・・・・・・・・・・180, 181
ワッテ・・・・・・・・ 56, 160
ワッテ缶・・・・・・・・・・・ 59
ワンタフトブラシ・・・・121

MEMO

MEMO

【著者略歴】
江澤 庸博（えざわ つねひろ）

1980年　日本大学歯学部卒業
1984年　日本大学大学院歯学研究科修了（歯周科）歯学博士
　　　　日本大学助手歯学部勤務
1985年　日本大学講師歯学部勤務（1988年まで）
　　　　東京都立心身障害者口腔保健センター日大派遣医（1993年まで）
1988年　日本大学歯学部歯周科兼任講師（2000年まで）
1990年　東京都リハビリテーション病院日大派遣医（1992年まで）
　　　　荒巻及川歯科医院勤務（宮城県仙台市）
　　　　日本歯周病学会認定医
1997年　荒巻及川歯科医院副院長／日本歯周病学会指導医
1999年　医療法人社団慈成会荒巻及川歯科医院院長（2014年3月まで）
2004年　日本臨床歯周病学会指導医
2007年　日本臨床歯周病学会東北支部長（2013年3月まで）／日本歯周病学会専門医
2008年　宮城県歯科医師会大規模災害対策本部元確認班長（2014年3月まで）
2013年　日本臨床歯周病学会副理事長（2015年3月まで）
2015年　医療法人社団新仁会
2016年　医療法人社団新仁会吉祥寺南歯科医院長
2017年　日本臨床歯周病学会副理事長（2020年3月まで）
2019年　吉祥寺南歯科院長

新人歯科衛生士・歯科助手
ポケットマニュアル　第2版　　　　　ISBN 978-4-263-42275-5

2012年7月25日　第1版第1刷発行
2019年3月10日　第1版第13刷発行
2019年9月25日　第2版第1刷発行（改題）
2025年1月20日　第2版第6刷発行

著　者　江　澤　庸　博

発行者　白　石　泰　夫

発行所　医歯薬出版株式会社

〒113-8612　東京都文京区本駒込1-7-10
TEL.（03）5395-7638（編集）・7630（販売）
FAX.（03）5395-7639（編集）・7633（販売）
https://www.ishiyaku.co.jp/
郵便振替番号　00190-5-13816

乱丁，落丁の際はお取り替えいたします　　　　印刷・木元省美堂／製本・榎本製本

© Ishiyaku Publishers, Inc., 2012, 2019. Printed in Japan

本書の複製権・翻訳権・翻案権・上映権・譲渡権・貸与権・公衆送信権（送信可能化権を含む）・
口述権は，医歯薬出版㈱が保有します．
本書を無断で複製する行為（コピー，スキャン，デジタルデータ化など）は，「私的使用のた
めの複製」などの著作権法上の限られた例外を除き禁じられています．また私的使用に該当
する場合であっても，請負業者等の第三者に依頼し上記の行為を行うことは違法となります．
JCOPY ＜出版者著作権管理機構　委託出版物＞
本書をコピーやスキャン等により複製される場合は，そのつど事前に出版者著作権管理機構
（電話03-5244-5088，FAX 03-5244-5089，e-mail：info@jcopy.or.jp）の許諾を得てください．

新人歯科衛生士・歯科助手
院内マニュアル
院長必携!『ポケットマニュアル』〜院内版〜

江澤庸博 著

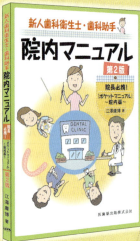

新人歯科衛生士のバイブル
『新人歯科衛生士・
デンタルスタッフ
ポケットマニュアル』の
院内版!!
院長・先輩スタッフは
必ずお持ちください!!

院長や先輩スタッフが,
新人スタッフならびに新たに
入職した方の新人教育に役立つ
実践的マニュアルです.

細かな字が見えにくくなった
院長や,ベテランスタッフ
にも良く見えるように,
大きめな文字となった
大判マニュアルです.

■B5判/264頁/カラー
■定価5,280円
(本体4,800円+税10%)
ISBN978-4-263-42322-6

■新書判/264頁/カラー

医歯薬出版株式会社

〒113-8612 東京都文京区本駒込1-7-10 TEL.03-5395-7630 FAX.03-5395-7633 https://www.ishiyaku.co.jp/